の森文庫

宝彩有菜

楽しもう。瞑想

心に青空が広がる

光文社

本書は知恵の森文庫のために書下ろされました。

まえがき

瞑想は、人生をより豊かに、より楽しむための技術です。ノウハウです。そして、「瞑想を楽しむ」というのは、瞑想そのものを楽しむだけでなく、人生を楽しむことです。

私たちの日々の「人生」こそは、溢れるばかりの、愛と喜びに満ち満ちています。でも、少し油断すると、頭がすぐに「欲」にまみれて、瞬く間に多くの苦悩を作り出してしまいます。そのため、楽しいはずの人生が、辛く苦しい人生になってしまいがちです。でも、そのようなものだと諦めてはいけません。貴重な人生です。かけがえのない人生です。是非、本当の「自分の人生」を手に入れましょう。取り戻しましょう。それが瞑想でできます。

本書は、瞑想を第一段階と第二段階に分け、瞑想を楽しむためのポイントやコツを、丁寧に解説しました。また、「欲とは何か」「幸福とは何か」「至福とは何か」についても、詳しくそのメカニズムをお話しし、さらに、瞑想体験の「深いところ」も、分かりやすく解説しました。

瞑想することによって、誰でも自分の頭をもっとクリアにスマートに、自在に使えるようになります。そして頭が快適に働くようになると、すぐに輝くような喜びと、笑いが溢れる楽しい毎日がやってきます。花の色はさらに麗しく輝き、そよ風はさらに芳しく香り、夜空の星たちも饒舌に語りかけてきます。それらに感謝し、感動しながら、優しい気持ちで享受することができます。

瞑想によって、豊かな愛と喜びに溢れた素晴らしい人生が取り戻せます。本書はそのための本です。是非この本で、瞑想をご自分のものにして頂きたいと思います。

2011年　8月

宝彩有菜

楽しもう。瞑想

目次

序章 瞑想を楽しもう

第1章

実践瞑想

第2章

境地瞑想

第3章 瞑想上達のコツ

第4章

日常生活と瞑想

第5章

修養の心構え

◎「さとり」に至る道がある……218

本文イラスト　原子高志
図版制作　デマンド

序章

瞑想を楽しもう

◎瞑想は心の修養の技術である

瞑想は苦行や、何かを我慢することではない

誰でも、悩んだり、苦しんだり、怒ったり、イライラしたり、心配したりしながら生活しています。これらの苦悩を解消するには、どうすればよいのでしょう。そして、より幸福でより豊かな日々を送るには、どうすればよいのでしょう。

それは、瞑想によって解決できます。瞑想で、日々の苦悩の元になっている、さまざまな心の不調や、自分の思い込みを解消したり、調整したりすることができます。また、瞑想で、本当の人生の幸せを手に入れることができます。まえがきでも書きましたが、瞑想は、人生を楽しく生きるための優れた技術です。ノウハウなのです。

瞑想というと、山に籠《こも》って苦行をしなければならないものだと思ったり、専門的に何年も修行しなければならない神秘的なものだと思っている方も多いかと思いますが、そうではないのです。

瞑想は、苦行することでもありませんし、何かを我慢することでもありません。誰にでも簡単にできて、しかも、やってみるとすぐにわかりますが、とても楽しいものです。

瞑想は、古代のインドで考案され、先人たちによる幾多の創意工夫を経て、釈迦によって完成されたものであると、私は考えています。釈迦は、悟りを開く前に、相当長い期間（6年間といわれていますが）、断食などの難行苦行を行い、そのため衰弱しきって、「これでは悟れない。死んでしまう」と、ついに難行苦行を放棄します。そして、スジャータという名前の村娘から、一杯のミルク粥《がゆ》を貰い、やがて体力を回復させ、その後、村外れの菩提樹の下で、12月8日の明け方に悟ったと言われています。

釈迦は、その悟りを開く方法、つまり瞑想の方法を、多くの弟子たちに教えました。そして弟子たちも同じように、次々に悟りを開いたと伝えられています。

釈迦は、自分の修行の体験から、「難行苦行ではどのようにしても悟れない。私はそれをやめることで悟りに向かえた」と繰り返し弟子たちに話しています。

瞑想は誰にでもできる技術である

つまり、瞑想は難行苦行ではありません。誰でもできる簡単な「技術」です。ノウハウです。自転車に乗る練習をすると、自転車に乗れるようになります。プールで泳ぐ練習をすると、泳げるようになります。そしてその技術を自分のものにすると、自転車に乗ったりプールで泳ぐ楽しみや効用が、自分のものになります。

瞑想も同じです。練習すると、誰でも瞑想ができるようになります。そしてその技術を自分のものにすると、瞑想の楽しみや効用が自分のものになります。自転車に乗るのも泳ぐのも、多少は運動能力が必要ですが、瞑想はそれも不要です。私達は誰でも、心配したり、イライラしたりできます。その「能力」があれば、それで十分です。ですから、自転車や水泳よりもっと簡単といえば簡単です。

ただ、瞑想の技術の修得には、多少の継続が必要です。また、瞑想は頭のなかの作業で、外からは見えませんから、頭のなかで今どんな作業をしているのか、どのような目的でやっているのかを、自分自身でよく理解しておかなければなりません。

瞑想の上達には、瞑想の知識とその理解、つまり「学習」と、実際に瞑想をやってみるという「実践」の両方が必要です。その両方をあわせて、この本では「修養」と言うことにしましょう。「修行」というより「レッスン」や「練習」に近いものです。

瞑想の修養が進むということは、瞑想について「学習も実践も両方とも進む」ということです。そして、修養をして、瞑想が自分のものになれば、その楽しさや効用、そして素晴らしさを、生涯長きにわたって堪能できるようになります。

瞑想は宗教ではない

瞑想は「宗教」ではありません。古来「ヨーガ」というのは、「心」と「体」の修養のことで、人間として幸せに健康に生きていくうえでの、修養科目だったわけです。

そのうち、「心の修養」が瞑想になり、「体の修養」がヨーガ（ヨガ）になりました。ですから瞑想は、心の鍛錬や、心のストレッチだと言っても間違いではありません。

また瞑想は、いわゆる窮屈な「聖人」になることを目指してするものではありません。そうではなくて、瞑想の目的は、自分の人生をより豊かに、より寛《くつろ》いで、より楽しく伸びやかに生きることにあります。

「瞑想とは科学であり、宗教ではない」ということについて、もう少し詳しく説明しましょう。と言っても、瞑想にもいろいろあるので、以下、本書では私が実践してきた「宝彩瞑想」についてお話しすることにします。

科学と宗教の一番の違いは、合理的か、そうでないか、ということだろうと思います。例えば、「天国」について言えば、宗教は「それがあると信じています」という立場ですが、科学は、天国を信じているとは言いません。瞑想は科学ですから、「天国」については「それがあるかどうかは、分からない」という立場です。

また、「神」について、多くの宗教は独自の神をそれぞれ持ち、その存在を信じています。しかし瞑想は、「神」を「ある特定の目的のために方便」として「イメージすること」はありますが、信じているわけではありません。「神は、存在しているかどうか、分からない」というのが瞑想の立場です（詳細は後述します）。

次に「欲」についていえば、多くの宗教では「欲を持つのは良くない」と言います。「愛」や「感謝」が大切だとも言います。間違いではありません。しかし、もしそれを表面的に実践しても、いや、表面的にすればするだけ、本当の自分の幸福から遠ざかってしまいます。外面的には、欲張らず親切な良い人に見えても、心のなかで、不満を我慢したり腹を立てたりしていたのでは、本人は幸福ではありません。

瞑想は、心の底から幸せになることが目的ですから、欲があるのを隠すのでもありませんし、我慢をしたり、欲がない振りをすることでもありません。その欲を元から消すことで、「欲がなくなる」ということを実現します。これが「瞑想」の方法です。そうなると本物の、とびきりの幸せになれるわけです。

瞑想は怒りを抑圧しない、我慢しない

さらに「怒り」について言えば、多くの宗教では、「怒ってはいけない」とか「怒りは身を滅ぼす」などと言って、「怒らないようにする」ことを奨励しています。もちろん大切なことで、それも間違いではありません。しかし、ややもすると、「怒らないようにする」ということを、「腹が立っても、我慢して怒っていないようにする」とか、「怒りが発生しても、それを抑圧して冷静に振る舞う」などという意味で捉《とら》えて指導されがちですし、そのように我慢や抑圧ができる人が修養の進んだ人、と思われがちです。

しかし瞑想は、「怒りという心の動き出し、そのものを消してしまおう」ということですから、修養が進むと、そもそも怒りが発生しません。ですから、発生した怒りを内面で抑圧する必要もないわけですし、我慢することも不要です。もともと、「怒りがない」のですから、当然、怒りを抑える必要もないわけです。

怒りを押し殺して「聖人君子」のような態度を取っていても、たぶん、心のなかは苦しいと思います。しかし「瞑想」はそうではなく、そもそも怒りという心の作用を起こさないようにする、ということです。

瞑想は宗教ではありませんが、しかし昔の聖典のなかには、瞑想の参考になるものが数多く残っています。仏教典にある釈迦（ブッダ）の言葉、そして日本では、禅僧である一休和尚の言葉の中などには、瞑想の参考になるものが、たくさんあります。

宗教と瞑想についての、前述のいくつかの違いを注意深く考慮して、それらの聖典や古典を読めば、瞑想の修養のヒントになる言葉や、たとえを、数多く発見することができます。

本書では、こうした観点から、先達の言葉も若干紹介していきますが、あくまでも宗教的観点からの引用ではないので、その点、ご理解ください。

◎瞑想にはふたつの段階がある

実践瞑想と境地瞑想

この本では、瞑想を第一段階と第二段階に分けて説明します。毎回座って瞑想に入ると、まず第一段階から始まり、それを通過して第二段階に行きます。アタマのなかに出てくる情報との関係で説明すると、次ページの図のようになります。

第一段階は、「実践瞑想」と言います。この段階では頭のなかの「思考の種」を、とにかく片付けてしまいます。「思考の種」とは、放っておくとどんどん大きくなる思考の元になるもの（さまざまな情報、心配事など）のことです。この段階では頭の

実践瞑想と境地瞑想

第一段階 **実践瞑想**（働きかけが必要な段階です）

①「外部の情報」の遮断

②「内部の現在情報」の整理整頓（片付け）

第二段階 **境地瞑想**（働きかけないことが重要な段階です）

③「内部の過去情報」の閲覧など

④「内部のその他の情報」の更改

⑤ 快感（エクスタシー）の体験

瞑想はふつう、第一段階の実践瞑想を経て、第二段階の境地瞑想へと進む。

なかで、その「思考の種」を「片付けていく」という、自分からの働きかけが必要なので実践瞑想と言います。

第二段階は「境地瞑想」と言います。この段階では実践瞑想とは違い、瞑想中に自分からの働きかけは必要ありません。

図の①にある「外部の情報」とは、眼や耳や皮膚などの五感から頭に届く、映像や音や、刺激といった、外部から来る現在情報のことです。また、②「内部の現在情報」とは、お腹が空いているとか、暑い寒いなどの肉体的な情報が含まれます。ほかにも、何か心配事や懸案を頭が考えようとしているなら、それも内部の現在情報です。

第一段階の実践瞑想で、頭の中ですることは、まず①「外部の情報」の遮断と、②「内部の現在情報」の整理整頓、つまり「現在情報」を全部片付けることです。なぜかというと、これらの情報があれば、「アタマ」がそれを元にして、つまり「思考の種」として、思考を開始するからです。

（なお、一本の瞑想で、第一段階①②→第二段階③④⑤と、順調に進むこともありますし、第一段階の①のところまでで終わってしまう、ということもあります。また第一段階は、ほぼ①②の順に進みますが、第二段階の③④⑤は、順番が入れ替わることもあります）

人は「マインド」を使って思考している

「頭」とか「アタマ」では話がわかりにくいですから、多様な働きをしているアタマのなかで、「思考」という作業をしている機能を、ここからは「マインド」と呼ぶことにします。つまり「考える」という精神的な作業をする機能を持っている部分を特定して言う場合に、「マインド」と言うことにします。

なぜこういう言い方をするかというと、次のような事情があるからです。

そもそも「自分が考えていること」は、本当に「自分」が考えているのでしょうか？　あとで、しだいに分かってくると思いますが、「自分」と「マインド」は違います。

瞑想が深くなってくると、「自分」はマインドの主人ですが、マインドそのものではないと、はっきり分かってきます。

まず、「自分」は、「マインド」を使って思考している、と考えてください。

「自分」は手を使ってものを「つかむ」という作業をします。それと同じように、「自分」はマインドを使って「思考」という作業をしているとイメージしてください。

マインドは、パソコンでいうとＣＰＵ（中央演算装置）に相当するものと言えます。おそらくその主体は、前頭葉あたりに位置していると思います。

ちなみに、この本で「心（ココロ）」と言う場合は、思考だけでなく感情も含めた精神活動を言うことにします。また、「頭（アタマ）」と言う場合は、マインドも含めた頭脳全体を言うことにします。厳密に分けられない場合もありますが、およそこのように区分したいと思います。

さて、そのマインドが思考という仕事をする場合に、作業用に使用している机があるとイメージしてみてください。そして、その机の上に、「思考の種」である沢山の書類が散乱しているとします。するとマインドは、それを元に思考を開始します。第一段階の実践瞑想では、この「思考の種」を整理整頓して片付けることが主な作業になります。

実践瞑想だけでも爽快な気分になる

現実のオフィスの机でもそうですが、綺麗に整理整頓されていると、仕事もはかどりますし、気分も良いですね。それと同じで、マインドの机上も綺麗に整理整頓されると、マインドの仕事も効率良くなりますし、気分も良くなります。

ですから、たとえ第一段階の実践瞑想だけで瞑想を終えても、気分が爽やかになったり、気分転換が図れたり、ウツウツ気分が解消したり、ココロが軽くなったりします。

また、睡眠時間が節約できたり、記憶力が良くなったりもします。ふだんから瞑想をしていると、いつも、「しっかり睡眠をとった朝のような爽快な気分」でいられます。アタマの机上のデータが整理整頓されて、綺麗になっているからです。

睡眠の作用のひとつに、アタマの中で、その日のデータを記憶域に運び、「マインドの机上」を綺麗にしてくれることがあります。しっかり睡眠をとると、机上にある「格納すべきデータ」が片付けられますから、机上の空きスペースが増えます。ですから気分が爽やかになります。

瞑想でも同じように、机上を片付ける作業を行いますから、しっかり睡眠したのと同じように、いつも爽やかで気分良くいられるわけです。

ちゃんとした瞑想を15分間すると、夜、健やかな睡眠約2時間分の片付け作業に匹敵します。逆に言えば、15分の瞑想で、約2時間の睡眠時間の節約にもなるということになります。このように、実践瞑想だけでも、いろいろ良いことがあります。

本当の醍醐味は第二段階の境地瞑想

第一段階の実践瞑想で、①②の「思考の種」を片付けることができますと、瞑想は第二段階の境地瞑想に入っていきます（26ページ図参照）。

境地瞑想の入り口はとても静かです。マインドは、現在情報については当面、すぐに考えるべき仕事がなくなっていますので、動かないでじっとしています。それで、頭の中がとても静かになっているわけです。

図の③「内部の過去情報」とは、古い記憶や思い出、また、その解釈などです。④「内部のその他の情報」とは、それ以外の情報ですが、詳しくは後で説明します。

さて、瞑想の第二段階である境地瞑想に入ると、素晴らしいことが次々に起こってきます。その中で、特徴的な主なものは、「過去の閲覧」「プログラムの変更」「エクスタシーの体験」の三つです。

いつも起こるというわけではありませんが、それらの特徴的なことのひとつでも起これば、瞑想は確実に境地瞑想に入ったと言えます。この三つはいずれも、境地瞑想まで進んで初めて得られる特徴的な体験です。

これも詳しくは第2章で説明しますが、ここでそれぞれ簡単に触れておきましょう。

・過去の閲覧

「過去の閲覧」とは、自分の幼い頃の思い出、例えば、幼稚園の時のズックや、食卓の様子、小学校の校庭、好きだったおもちゃなどを、とてもリアルに、しかもディテール（細部）までありありと思い出すことです。

自分が物心ついた頃から今までの、膨大な記憶がアタマの中にあるのですが、それを自在に閲覧できるようになります。これができると、本当に懐かしいですし、「生きていて良かった」「自分は大丈夫なのだ」などと、大きな感動があります。

・プログラムの変更

成長の過程で、人は多くの体験、経験をもとに学習して、さまざまな「生活指針」「行動指針」を自分なりに作っていきます。私はこれらを「プログラム」と呼んでいます。

そして、どのプログラムもそうですが、しだいにもとの体験から離れて、自動的に起動するようになっていきます。つまり、いちいち原体験を参照しないで、素早い反応を起こせるようになってきます。さらにそのようなプログラムが素早く起動していることにすら、気付かなくなってきます。これを「プログラムの無自覚化」と呼んでいます。ところが、その中には、今となっては不要なプログラムや、作り替えた方がよいプログラムもあるのです。

「プログラムの変更」とは、自分の「深い思い込み」、つまり、無自覚になっているプログラムについて、変更等が必要なものは、自在に変更できることです。

これができると、生きるのがとても楽になります。自分を苦しめていた大きなプログラムが変更されたり、取り去られたりすると、一気に表情が明るくなったり、姿勢が良くなったり、笑い声が軽くなったりします。また、原因不明の病気が治ったり、それまで閉塞していた人生が輝かしく軽やかに回転し始めたりします。

・エクスタシーの体験

「エクスタシーの体験」は、こんなに「気持ちの良いこと」があってもよいのだろうかというくらい、気持ちの良い体験です。快感、悦楽です。

最初は瞑想中にそれを体験します。そして、修養が進むと、ふだん瞑想をしていないときでも、例えば単純作業をしているときなどに、その「快感」、つまりエクスタシーが頻繁に起こるようになります。これを体験した後からみると、これを経験しないで人生を終わるのは、とても損な気がします。

とは言っても、実はこの「快感」「悦楽」は誰でも、「自我」が発達する前に、赤ちゃん時代に常に体験していたことなのです。ただ大人になると、忘れてしまっただけなのです。

ですから、このエクスタシーを感じたら、「ああ、知ってる、この感覚」と思います。つまり、誰でもしっかり経験したことのあるものですが、マインドが成長・発達してくると（つまり「自我」が発達してくると）、そのような「快感」を味わう瞬間が得られなくなってしまった……ということです。

瞑想すると、この「忘れていた快感（エクスタシー）」を自在に味わえるようになります。自在に浸れるようになります（なお、ここで言う「エクスタシー」と、後述する「存在の至福」とは、別のものです）。

瞑想にはこんなに良いことがある

瞑想を続けていると、ふだんの生活でも、次のような色々な良いことがあります。ここに挙げたことがすべてではありませんが、実際に瞑想を始め、修養を続けるうちに、すぐにこれらの効用を実感されると思います。

・気持ちが落ち着く

瞑想していると、気持ちがどっしり落ち着いてきます。イライラしたり、ビクビクしたり、オロオロしたりが減ってきます。態度や考え方や反応に、余裕が出てきます。これは瞑想によって、先ほど説明した「マインドの机上」が片付いていますから、思考能力に余裕があり、慌てて何かをしようと思わなくなるためです。なにか新しい事態が起きても、よく片付いたマインドの机上で、多くのシミュレーションを高速でやってみることができるからです。その中から最適なものを選んだり、不足している情報を確認する余裕ができるからです。

すると、日常がとても穏やかで落ち着いてきます。かといって、鈍くなっているわけではなく、逆に、とても素早い判断ができるようになっていきます。アタマが鋭敏になっているので、ギリギリまで余裕を持って状況の推移を見守ることができるというわけです。

どっしり落ち着いた人になることと、動作が達人化することは同じことです。反応が遅く見えるのは、アタマが働かないからではなく、素早い状況判断ができる自信があるので、心や態度に、大きな余裕が生まれるということです。

また、瞑想していると、街を歩いているときでも、必要なときに必要なことがタイミングよく思い出せるようになります。覚えておこうとしなくても「あっ、コンビニで消しゴムを買っておこう」とか。まるで、几帳面なスケジュール管理人とか優秀な秘書が、アタマの中にいるような感じになります。備忘用の手帳がいらないくらいです。物事がアタマの中にきれいに整理され、しかも必要な時にタイミングを外さないで自動的に出てくるようになります。

・朗らかになる

「朗らか」というのは、物事を肯定的に考えることができるということです。前向きに、積極的に、物事の良い面を見ることができる。また、暗いことを考えていてもすぐに、それを止めることができる。瞑想をしばらくしていると、そのようになってきます。

くよくよと同じことを考えていると、アタマの調子がおかしくなってきますが、ふだんから瞑想していると、すぐに、「これは考えてもしかたないことだ」と、その「考え」からすぐに手を引くことができるようになります。上達してくると、さらに間髪をいれずに手を引けるようになります。

そして、楽しい、明るい方面に、瞬時にアタマを切り替えることができるので、いつも明るい朗らかな状態でいることができるわけです。

・健康になる

瞑想中には、心身の自動調整が起こることがあります。例えば、筋肉や関節が硬くなっているときには、自動的にストレッチが始まることもあります。

私は、瞑想を始めた頃、すぐに、顎《あご》がググッと横から何かに引っ張られるようになるという「自動ストレッチ」が起こりました。その結果、なんと長年気になっていた耳鳴りが、一発で治ってしまいました。

肩や腰の「自動ストレッチ」は、宝彩瞑想を実践しているみなさんは、割とよく経験されるようです。そして本当に、長年の腰痛が治ったりします。

これは、瞑想中にマインドの活動がしだいに減少してきますので、身体が、その分解放されるために起こる現象です。まるで「鬼の居ぬ間に洗濯」という感じで、身体が勝手に懸案事項を調整しはじめるからです。

また瞑想中には、涙が出たり、唾液が出たりすることもあります。「この部分は洗う必要がある」などと身体が判断した場合は、自動的にそうしているわけです。

内臓の調整も自動的に始まります。全身の血行が良くなりますから、冷え性や、肩凝りなども改善しますし、頭痛や、腰痛なども改善します。

瞑想は「悪い考え」をどんどん整理して片付けていきます。すると「緊張」「こわばり」がなくなり、身体も自然に健康になっていくのです。アタマの中を浄化すると、身体も浄化されるというわけです。

◎心の修養には究極の目的がある

自分が「本当の幸せ」になる

座って瞑想したり、日常での瞑想の準備や、心の動かし方の練習（第4章参照）をしたりすることも含めて、この本では「心の修養」と言うことにします。

その心の修養の目的は、自分が「本当の幸せ」になることです。

もともと人間は、「幸せである」ことが基本です。そのように「神様」がつくってくれています。ありがたいことですが、しかし、マインドが働けば、「もっと幸福になれるハズだ。あれもまだ未完成、これもまだ未達成、あれも不満、これもできていない」と、不幸の元をつぎつぎに探し出しては、それを巨大化してしまいます。「心配が止まらない」「怒りが収まらない」「羨ましい」「悔しい」「不満だ」などなど。そして暗く不安な気分になってしまいます。

それらをやめさせればよいのです。すると、そもそも人間は幸福にできているのですから、「ああ、なんて楽しいのだ。なんてのんびりしているのだ。なんておいしいのだ。なんてありがたいのだ」と、感謝や、喜びや、嬉しさを実感できるわけです。つまり、マインドをチェックして、悪い方へ働かさない工夫をすればよいわけです。それが瞑想で、できるようになります。

瞑想で、マインドの働き方をチェックできるようになると、マインドが暴走して、悪い考えを膨らませたり、不幸感をいたずらに煽ったりすることを中止させられます。すると、人間はもともと幸福にできているのですから、すぐに幸福感が全身を満たします。結果、すぐに幸福になれる、幸福に戻れるというわけです。

また、瞑想が上達するとマインドは自分の優秀な部下になります。その優秀な部下を使って、今まで以上に、仕事も恋愛も奉仕も、楽しくイキイキとできるようになります。

心に青空が広がる瞬間

心の修養をしていくと、誰でも心に青空が広がる瞬間が訪れます。たぶん、何度もあります。

とても爽やかで気持ちの良いものです。青空が広がった後から振り返れば、「どうして、そんなことに拘《こだわ》っていたのだろうか」とか、「なぜ、今まで、気が付かなかったのだろうか」とか、とにかく、何か暗く重たいものから解放されたような、自由になったような気がします。

心の修養をしていなくても、そのようなことは、人生の中で何度かあるかもしれません。ないかもしれません。でも、修養していると、必ず、それは頻繁に起こります。心にパーッと青空が広がる瞬間。それが修養の醍醐味です。

ここまで、瞑想の修養、心の修養の目的は、自分が「本当の幸せ」になることだという話をしてきました。このように、身も心も健やかで、好調であることの幸せももちろんですが、瞑想の修養のずっと先に、さらに望外な至福が待っています。

瞑想の第二段階で起こるエクスタシーも、確かに「至福」ですが、それとは、さらに種類の違う「至福」が待っています。それは「存在の至福」と言ってもいいかもしれません。

瞑想の修養が進むと、そこに到達できます。それはまるで、高い山のようなものですから、その頂上ばかりを見上げて前に進んでいるとなかなか到達できませんし、顎が上がって草臥《くたび》れてしまいます。そうではなくて、着実に足元を見つめて一歩一歩進んでいくと、かならず道は、そこまで到達しています。

そしてその道を進めば、「存在の至福」というものに、自然に出会うことができます。修養の究極の目的と言ってもいいかもしれません。この本の最後では、そのことも少しお話しします（第5章参照）。でも、それを目的として欲張ると上手くいきませんから、今の段階では、そういうことがあるのかもしれないと、一応、参考として聞いておいてください。

第1章

実践瞑想

◎実践瞑想の目的

マインドは「働き者」

瞑想は、座って目を瞑《つむ》ると実践瞑想（第一段階）から入っていきます。作法は後で説明しますが、その実践瞑想とは、具体的にはどうするのか、瞑想中、アタマの中でいったい何をどうするのかを、およそ理解しておきましょう。

実践瞑想の目的は、アタマの中の「考え」をなくすことです。「思考」をなくすことです。「無」になること。「空」になることです。何も考えない状態になることです。ほかにも、「無我」になるとか、「無私」「滅私」「空っぽ」になるとか、いろいろな言い方がありますが、要するに、何も考えない状態になることです。

ところが、私たちのマインドは、四六時中働いています。マインドというのは、アタマの中の「考える機能」ですから、いつも、「何か心配はないか？」「何か問題はないか？」「どうしたらより楽になるだろうか？」「どうしたら、より安全になるだろうか？」「どうしたらより幸せになるだろうか？」と休む間もなく考えています。

マインドは実によく働く「働き者」です。そのマインドの働きぶりには本来、感謝すべきで、非難すべきことではないのですが、しかし、そのマインドが働き過ぎになると、心配の山をつくったり、考えても仕方のないことをウツウツといつまでも考え続けたりすることになります。

ですから、このマインドに、ずっと働き詰めではなくて、「働くべき時」は働いてもらって、「働かなくてもよい時」は休んでもらう。これができるようになるのが、実践瞑想の目的です。

マインドにはギアやブレーキが必要だ

マインドを自動車にたとえると、心配事や悩み事でグルグルと走り回っているとき、あるいは欲望や怒りで突っ走っているときは、まるで自動車をアクセルとハンドルだけで運転しているようなものです。スピードを出すとカーブも曲がれず危険ですし、かといって、ゆっくり走っているばかりでは、なかなか進めません。これではせっかくの自動車を上手に活用しているとは言えません。

そこで、ブレーキやギアの使い方を知ることが必要になります。ブレーキやギアが使えれば、スピードの調整もできますし、いつでも安全に減速・停止ができます。道が行き止まりなら、バックすることもできます。

つまり、車の操縦や運転がテキパキと合理的に上手にできるようになる。自動車を自在に操れるようになるわけです。

マインドも同じです。アクセルとハンドルだけでは、暴走したり、同じところをぐるぐる回るばかりになりますが、減速や停止ができるようになれば解決できます。つまり「思考」を自在に運転できるようになります。瞑想で、その技術を習得できます。

第一段階は、まず「思考を止める」ことが目標です。ただし「思考を止める」といっても、瞑想は、ブレーキのように摩擦で自動車を止めるのではなく、ガソリンの供給を止めてエンジンを止めるのに似ています。つまり「思考」を抑圧したりして止めるのではなく、思考の種を片付けて、「思考する必要がない状態」にして止めるのです。

◎「思考を止める」シミュレーションをしてみよう

「思考」とは、そもそも何でしょうか。「思考」とは、マインドが「思考の種」を元にあれこれ作業をしていることです。マインドだけでは思考はしません。考える対象がないからです。「思考の種」だけでも思考はできません。「思考の種」を展開させるのは、マインドだからです。ガソリンがあってエンジンが回転するようなものです。

「集中」だけでは「無思考」になれない

瞑想の目的は「無思考」になることですが、では、どのようにすれば、無思考になれるのか。ここからが本論です。

まず「マインドが動かなければ無思考になれるハズだ」という考え方ができるでしょう。つまり、マインドを「何かに集中させればよい」と考えて、意識を何かひとつのものに集中し続ける方法です。

確かに、何かひとつのことに意識を集中させると、それ以外の悩み事や心配事を考えることはありません。悩み事や心配事で疲労していたアタマはそこから解放されますから、その使い過ぎていた部分の疲労が回復する可能性はあります。

しかし、この方法では、何かに意識を集中するというそのものが、マインドをずっと動かしていることになります。結局「無思考」にはなれません。ひとつのこと「思考A」を考えて、他のこと「思考X、思考Y、思考Z」などを考えないというだけのことです。

「観照」だけでは「無思考」になれない

瞑想の目的は「無思考」になることです。それなら「何かを考えていたら、それを客観的に見て、すぐにそこから抜ければいいのだ。それが、無思考になる方法だ」という考え方もできます。つまり自分の「思考」が刻々と変わる様子を、なるべく客観的に見ることによって、その思考を止めようという考え方です。

これは、自分の考えに巻き込まれないように思考を観察する方法で、「観照」とも言います。「観照」は、「集中」とは逆で、「気が散り易い状態にすること」と言ってもいいでしょう。

確かに、この方法ですと、悩み事や心配事を考えている自分を客観的に観察できますから、一つの考えに巻き込まれて、どんどんその考えが進んでしまうということはなくなります。しかし、この方法だけで「無思考」になることはできません。

なぜなら、この方法では、「集中」とは逆に意識が薄く広がって、分散していくことになりますが、意識は、思考がなくなるまで薄く広げることはできません。もし、思考がなくなるまで薄くすると、「無思考」ではなくて、「意識不明（睡眠状態も含む）」になります。「意識不明」では本末転倒です。したがって、この方式だけでは「無思考」にはなれないのです。

「無思考」になるには、「思考の種」を片付ける

このように、「集中」だけや「観照」だけでは、マインドの働きを止めることはできません。

なぜなら、「思考の種」を残したままでは、いくら無理やり止めようとしても、マインドは「考えたい、考えたい」と暴れるからです。マインドは、「思考の種」を見つけると思考をするのが本来の仕事ですから、当然そうなります。思考の種を残したまま、思考を止めようと思っても、無理だということです。であるなら、まずは「思考の種」を片付ける必要があります。

もちろん、マインドの働き自体を、外部からの作用で止めれば、確かに「思考」はなくなります。マインドを縛り上げたり、眠り薬などの薬物で動けないようにすれば、思考はなくなるかもしれませんが、そんな「暴力的」な方法で、大切な精密機械であるマインドを強制してはいけません。そんなことをすると壊れてしまいます。

そうではなくて、マインドがすべき仕事を、その面前から取り上げてやれば、マインドは仕事がなくなるので、「休める」わけです。マインドが働かないで休んでいると、「思考」はなくなります。

猟犬の前を獲物が横切ると、猟犬は追いかけて走り始めます。獲物が「思考の種」です。猟犬は、「マインド」です。思考とは、獲物（思考の種）を見つけて猟犬（マインド）が走り出すことです。行動することです。

鵜《う》が、獲物である魚を水中に見つけると、鵜は水に飛び込んで追いかけます。魚が「思考の種」です。鵜は、「マインド」です。思考とは、獲物（思考の種）を見つけて鵜（マインド）が泳ぎ出すことです。行動することです。

「思考」は行動です。プロセスです。思考をなくすということは、マインドが健康で覚めたままで、しかも、行動しないようにすればよいのです。それにはどうするか。

面前の獲物（思考の種）を綺麗に片付けてしまえば、マインドは行動しないのです。しかも、リラックスできます。手枷足枷《てかせあしかせ》をはめられて自由を奪われているわけではありません。毒を盛られて動けないようになっているわけではありません。単に目の前に仕事がないので、のんびりして行動しないわけです。

ですから、「無思考」になる具体的な方法とは、面前の「思考の種」を綺麗に片付けることだということになります。

優先順位を変えて片付ける

では、その「思考の種」を、どのように片付ければいいのでしょうか？

思考の種とは、思考のキッカケになるものです。外部からやってくる思考の種（外部情報）もありますし、自分が持っている内部の思考の種（内部情報）もあります。

マインドは、その思考の種を見つけると、すぐに思考を開始します。そしてまたたくまに、その種を発芽させて成長させ、アタマの中で、天も覆うくらいの大きな木に育ててしまいます。種「X」を見つけて、すぐに「X1」「X2」「X3」と育ててしまいます。アタマの中は、すぐにそれらの考えで一杯になってしまいます。

「心配事」などを考え始めると、それがアタマの中で膨れて一杯になってしまい、アタマの中が暗くなっていくような感じを経験された方も多いでしょう。思考の種は、そのようにとても早いスピードで成長します。

この思考の種は、アタマの外に捨てることはできません。でも、思考の種の優先順位を変更することはできます。

普通、優先順位の高い思考の種から、マインドは思考を開始します。そして、その解決法や対応策などを、あれこれ考えます。

その思考をしている最中に、さらに優先順位の高い思考の種を見つけると、マインドはそれまでの思考を中止して、優先順位の高い方の思考に切り替えます。

例えば、何か心配事「X」を考えているときに、外で大きな音「Y」がすると、マインドは、「X」を中止して「Y」に意識を持っていきます。「あの音はなんだろう?」と。しかし「ああ、救急車が通り過ぎた音か」などと、「Y」には問題ないことが分かれば、再び心配事「X」にもどってそれを考えます。現時点では心配事「X」が一番優先順位の高い案件だからです。

そして例えば、ある電話が掛かってきて心配事「X」に関する不安がすっかり解消されたりすると、心配事「X」の優先順位は下がってしまいますから、マインドはすぐに次の優先順位の案件、例えば、心配事「Z」に意識を向けて、それを直ちに考え始めます。

実は、瞑想中に思考の種を片付ける作業は、この「優先順位を切り替えるという仕組み」を使って行います。つまり、出てきた案件の優先順位を次々に低くしていけばよいわけです。するとどんどん後回しにできます。そしてこの方法を推し進めていくと、ついには、「思考の種が面前からなくなってしまう」という状況にまで持っていけます。

そして、思考の種がなくなれば、マインドが覚めていても、思考をすることがなくなります。つまり、覚醒したまま「無思考」になれます。

この「思考の優先順位を後回しにする方法」を最初に思いついた人、それを実践してみた人は、序章で述べたとおり、3～4千年前のインド人だと思いますが、とてもユニークな発想をしたものだと思います。数学のゼロを書き表す方法の発見といい、瞑想で思考の種をゼロにする方法の発見といい、インド人の発想は、なかなかユニークです。我々は、その恩恵を受けていると言えます。ありがたいことです。

「今考えなくてもよい」というラベルを貼る

本題に戻りましょう。思考の優先順位を後回しにする方法は、マインドの「思考」に気付いたら、「これは今考えるのではなくて、後で考えよう」とその考えを先送りにして、思考の種を片付けることでした。しかし「後で考えよう」と思っても、マインドは「せっかく今、大切なことを考え始めたのに、後回しなんかできない」と先送りに反対します。

確かに、大切な案件だと思って考えているわけですから、後回しになんてできないという主張は分かります。そこで、「ずっと後にして忘れてしまうわけではない。たったの15分やそこらのことだ。この瞑想が終わったらゆっくり考えよう」と、とにかくマインドから、その考えの種を取り上げてしまいます。

これはちょうどアタマの中で、その「思考の種」をダンボール箱などの収納ボックスに入れて、「後回し案件」と表示のあるラベルを貼るようなイメージです。そして、「後回し案件」とラベルの貼られたダンボールは、きちんと整理されて、奥の方に積まれていきます。これを「思考の種を棚上げする」、あるいは単に、「棚上げする」と私は呼んでいます。

このようにして、めでたく、ひとつの「思考の種」が棚上げされても、マインドの面前には、次に優先順位の高い種が出てきます。マインドは、こんどはそれに飛びついて思考を開始します。それに気付いたら、それも同じように取り上げて、棚上げします。こうして、ついに棚上げするものがなくなってしまう状態にまで持っていければ成功、というわけです。

さて、次はいよいよ瞑想の技術の要である「浄化三手順」について、具体的に説明しましょう。

◎「瞑想の浄化三手順」で片付ける

なぜマントラを使うのか

マインドは思考の種があると、思考を開始します。その思考の種を「棚上げ」して片付けてしまえば、マインドは仕事をしない、したがって思考はなくなる、という話をしてきました。その作業を効率よくするためには、新しい思考の種を早く見つけさせて、早くそれに気が付いて、早く棚上げする必要があります。

そのためには、「マインドは今、一体何を考えているのか」「何を思考中であるのか」ということに、気が付かなければなりません。ところが、気が付くのも考えているのも、同じマインドですから、その点が難しいといえば、難しいところです。

そのマインドの働きに素早く気付くための工夫として、「マントラ」を使います。マントラを使うと、瞑想中に出てくる「思考」を際立たせることができます。

マントラというのは短い音節ですが、でもそれは、ごく小さい「思考」であると言えます。つまりマントラを唱えるということは、とても小さい思考を繰り返しているということです。

そして、マントラを唱えていると、マインドはすぐに飽きてきて、「こんな退屈なマントラを唱えるより、あの心配事を考えましょう」と心配の種を探し出してきて、それを考え始めます。それに気が付いたら、「今は瞑想中だから、それは後で考えよう」と取り上げて棚上げします。そして、マントラにもどります。

すると、しばらくはマントラを唱えていますが、マインドはすぐに飽きて、また次の心配事を見つけてきて考え始めます。それに気が付いたら、同様にすぐにそれを取り上げて棚上げします。

このように、「マントラを唱えることが退屈である」ことが、他の重要な案件（思考の種）を呼び出す良い誘因になるのです。

「集中」「気付き」「棚上げ」というサイクル

こうして、マントラに「集中」することで、出てきた他の思考に「気付き」、それを「棚上げ」する。そして、またマントラに戻る。マントラを「集中」して唱えていると、また次の思考がでてきますから、それに「気付き」、そして「棚上げ」する。

つまり、「集中」「気付き」「棚上げ」というサイクルを回すわけです。これが、「瞑想の浄化三手順」と呼ばれるものです。

瞑想の浄化三手順は、例えば、鵜飼が鵜を使って、川の魚を捕るのに似ています。鵜は、魚を求めて水にもぐり行動します。そして、魚を追いかけてそれを捕まえて飲み込もうとします。普通、鵜はそれを飲み込んで、胃や腸で消化していきます。でも、鵜の首に紐をつけてコントロールしている鵜飼は、そうはさせません。鵜が魚を捕まえたら、すぐに、鵜を引き戻して、飲み込む前に、取り上げてしまいます。魚を一匹捕まえたら、すぐに引き上げて取り上げます。そして再び鵜を川に放して、魚を追わせます。そして、また一匹魚を捕らえたらすぐに鵜を引き上げて、その魚を取り上げます。それを繰り返します。

しばらくしていると、川に魚がいなくなります。すると、鵜を放しても、鵜は魚を捕りに行かなくなります。やっと鵜が動かなくなった、というわけです。

これと同じように、マインドは「思考の種」があると、すぐに、それを追いかけて

瞑想の浄化三手順

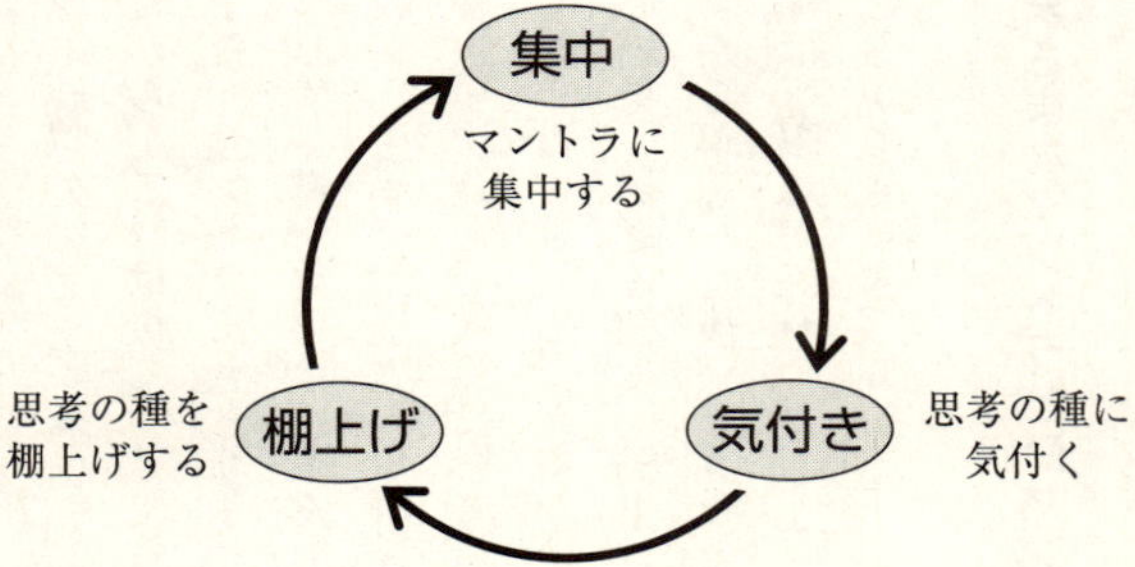

実践瞑想では、「集中」「気付き」「棚上げ」のサイクルを繰り返して、アタマの中を片付ける。

捕まえて、思考を開始しようとします。ですからその時に、「今は瞑想中だから、瞑想が終わってからその案件は考えよう」と、マインドからその「思考の種」を取り上げます。先送りします。そして、マントラに戻ります。

再びマントラを唱えていると、「こんなつまらないマントラを唱えるより、もっと重大なことを考えましょう」と、マインドはすぐに次の重要とみなす案件に取り掛かり考え始めます。「そういえば、この前、送ったメールに、返事がこないのだけど、どうしたのだろう。何か悪いことでも書いたかしら。それとも嫌われたのかしら。嫌われたらどうしよう。ああ、そんなの嫌だ」とかなんとか、考え始めます。

マントラ以外のことを考え始めたと気付いたら、すぐに紐をひっぱって、「今は瞑想中だから、これは後で考えよう」と、思考の種をとりあげて、先送りします。そして、また、マントラにもどります。それを繰り返すわけです。

こうして、鵜が魚をどんどん取ってくるように、マインドを使ってどんどん思考の種を収集します。「集中」「気付き」「棚上げ」をサイクルで素早く回して、素早く収集します。すると、次第に思考の種が少なくなってきます。そして、ついに思考の種がなくなったとき、めでたくマインドは「お休み」になるわけです。

その結果、思考の種は、棚上げされた場所に整理整頓されて並んでいます。

ですから瞑想した後、アタマは非常に爽やかに、軽い感じになります。しかも大事な案件は、瞑想が終わったあと、いつでもスピーディに思い出したり、考え始めたりすることができます。

さまざまなマントラとMマントラ

マントラとは、前述のとおり、瞑想中に出てくる「思考」を際立たせるための、特定の短い思考です。その短い「思考」を一定の場所、つまり「定点」として定めることに意味があります。定点になるものであれば、実は何でもいいのですが、何か意味があったり、長すぎるものでは、マントラとしての機能が薄れます。したがって、マントラは適当に短くて、意味のない音節が良いのです。

世界には、いろいろなマントラがありますが、それぞれ意味を持たせてあったり宗教的な色合いがあったりしますから、そうでないものがお奨めです。

私が主宰する宝彩瞑想会で使っているのは、コンピュータで世界中のマントラの平均値みたいなもの（Ｍｅｄｉａｎ値＝正中値）を出して作った自家製のものです。「Ｍマントラ」と呼んでいます。

すでに瞑想の経験があり、今まで使いなれたマントラがあれば、もちろん、それでもいいです。要は、思考を際立たせるための、思考以外の適当な長さの「音節」が必要ですから、その目的に合えば、なんでもよいと言えます。

Ｍマントラ（正中マントラ）は、「オーン、ナーム、スバーハー」です。

ちなみに、般若心経のなかの大明呪は、「ギャーテイ、ギャーテイ、ハーラーギャーテイ、ハラソーギャーテイ、ボージースワカ」です。Mマントラよりは長めです。その他、「スー、ハー」という、ごく短いマントラ（Sマントラ）もあります。

ある程度、長いマントラの方が、そのマントラに集中するのは楽です。思考の種を片付ける際にも、そのマントラより大きいものをどんどん片付けることができます。大きなシャベルで土砂を運び出すようなものです。

逆に、短いマントラは集中を継続することが難しいですから、小さい思考の種を丁寧に片付けることができます。まるでスプーンで砂を片付けるようなものです。

Mマントラはちょうど中間くらいです。スコップで土を片付けるようなものでしょうか。

それなら、効率良く片付けるために、マントラを大中小（長中短）と使い分ければいいではないかと思われるかもしれませんが、それはなかなか上手くいきません。

なぜなら、「今の状態は、このマントラを使っていることが一番いいことなのだろうか。もう少し小さい方がいいのでは」などとチェックが常に働くからです。そのチェックも実は「思考」ですから、その思考が邪魔になります。片付きません。ですから、マントラはどれを選んでもよいのですが、これを使うと決めたら、なるべくそれ一本で瞑想をするほうがよいのです。大丈夫です。マントラを使うことの目的を理解していれば、どのマントラでも瞑想は進みます。

もし、どれを使ったらいいのか分からない、あるいは使い慣れたものや、こだわりのあるマントラなどがなければ、Ｍマントラを使われることをお奨めします。これがちょうどよい大きさ（長さ）です。

宝彩瞑想会では、般若心経の「大明呪」や「Ｓマントラ」を使う人もいますが、ほとんどの人は「Ｍマントラ」です。そして、マントラの種類に関係なく、多くの人が短期間に、境地瞑想の深い段階まで進んでいます。

（なお、瞑想の雑念として「言葉」より「映像」の方がたくさん出てくる人は、言葉のマントラより、映像のマントラともいうべき「映像の定点」をイメージする方が、片付けが円滑に進む場合があります。その「映像の定点」として、お奨めしているのは、「青白く光る小さな一点」です。「ブルーパール」と呼んだりしていますが、それを映像用の定点として使用してみてください。きっと、映像でも同じように効率良く、片付け作業ができると思います）

◎マインドの動きをチェックしてみよう

外部情報を捕らえてみよう

自分のアタマの中から、「考え」をなくすことが、瞑想のまず手始めの目的ですが、ここでは、「考え」とは何か、「思考の種」とは何か、ということをさらに理解していただくために、まず簡単な実験をしてみましょう。この点が理解できていないとなかなか瞑想が先に進みませんので。

マインドが働いていること、その動いていることが「思考」です。まずは、自分のマインドの働き振りを、具体的にチェックしてみましょう。

最初は、目を瞑って、耳だけに意識を「集中」してみてください。

物音が聞こえると思います。外の車の音であったり、近所のテレビの音であったり、誰かの話し声であったりするかもしれません。どんな音が聞こえるでしょうか。それらの物音にだけ意識を傾けてください。

…………（本を閉じて、目を瞑ってやってみてください。30秒くらい）…………

耳から入った音は、神経を伝わってアタマに到達しますね。そこで、アタマは「これは○○の音だ」と判断しています。話し声なら、その意味を取ろうとして解釈しています。音を聞くという簡単な作業でも、アタマはこのように活発に働いています。

アタマは、耳からだけでなく、眼、鼻、舌、皮膚、などの五感から、刻々と入ってくる、外部の情報を取り扱っています。そして、気になる情報に意識を傾けて、処理しています。興味の強いものに意識を向けているということです。それがまず、外部から来る「思考の種」です。これを外部情報と呼んでいます。

内部情報を捕らえてみよう

この実験は、意識を音に「集中」してみる実験でもありました。一生懸命音を聞いていると、自分の考えを巡らす暇はないので、マインドのおしゃべり（つまり「思考」は聞こえなかったはずです。

今度は逆に、内部の思考を観《み》る実験をします。自分の思考をいよいよ観察するということです。「思考」そのものを観察するのは、いきなりすぐには難しいので、少し工夫をしてみましょう。

マインドは、アタマの中でおしゃべりもしていますが、計算もできます。計算も一種の思考ですから、マインドに計算をさせて、それを観察してみましょう。

目を瞑って暗算をしてみます。例えば、１０５から、7を引くと、98になります。98から、さらに7を引くと、91になります。このようにして、つぎつぎに7を引いてみてください。そしてゼロになったら、終了です。

では、目を瞑って、１０５から、7を引く計算、スタート。ゼロになったら、目を開けてください。

…………（本を閉じて、目を瞑ってやってみてください。30秒くらい）…………

さて、めでたくゼロになりましたか。

とはいえ、ここでは、ゼロになるのを確かめるのが目的ではなく、この計算をしている間、例えば耳から何か聞こえていたかどうか、それを確認してみたかったのです。

そうですね、計算に熱中しているときは、先ほど聞こえていた音が何も聞こえていなかったと思います。あるいは、先ほどよりは、小さくしか聞こえていなかったと思います。意識が計算の方に行っていたので、耳からの情報には、意識が行かなかったということですね。

耳から入ってくるのは「外部の情報」ですが、この計算は「内部の情報」です。

つまり、外部の情報（物音）は、内部の情報（計算）に意識を持っていく、つまり「集中」することによって、遮断されました。マインドが気にしなくなりました。

これで、外部情報と内部情報の違いが理解できたと思いますし、ついでに、「集中」とはどうすることかも理解できたと思います。

いよいよ瞑想の入り口までできました。

◎「集中」「気付き」「棚上げ」を効率よく行うには

ここで「集中」「気付き」「棚上げ」について、もう少し説明を加えておきましょう。

「集中」するためのコツ

先の実験で、外部の音に集中したときに、内部のおしゃべりが聞こえなくなりました。次に、内部の計算に集中しているときは、外部の音が聞こえなくなりました。

計算の場合と同じように、瞑想中は、まず内部のマントラに集中します。マントラに集中していると、最初は、他の「考え」は消えています。しかし、マントラは短い簡単な音のつながりですから、何回もゆっくり唱えていると、マインドはマントラを唱えることに飽きてきます。そして、マントラへの集中が途切れます。

マントラへの集中が途切れると、マインドは仕事熱心ですから、すぐに、今一番重要な案件を探し出してきて、それを元に考え始めます。思考の種を見つけてくるわけです。

実践瞑想の目的は、アタマの中の思考の種を片付けることですから、マインドが、思考の種を探し出して持って来てくれるのはとても都合のよいことです。直ちに取り上げればよいのです。

つまり、ここで言う「集中」とは、「集中が途切れることが前もって了解されている集中」です。途切れてくれるから、他の案件の呼び込みができるわけです。

ですから、瞑想における集中のポイントは、「適度に集中する」ということです。「適当に、いい加減に集中する」ということです。集中しすぎて、「マントラ以外は絶対に考えません」などという状態になってしまうと、思考の種を呼び出してくることができません。

マントラに集中することは、思考の種を呼び出す方便だと考えてください。

まぁ、普通にマントラを唱えているだけのことです。全然難しくありません。「私はなかなかマントラに集中できません。雑念ばかり出てきます」というくらいの集中度で、ちょうど良いわけです。

「気付き」のためのコツ

マントラに集中していると、マインドはさっそく「こんな退屈なマントラよりもっとマシなことを考えましょう」と新しい思考の種を探し出してきます。そこで、「おや、マントラを唱えてたのに、いつのまにか、他のことを考えているぞ」と、変化を感じます。考えている対象が変わったことを、認識します。「おや、マインドは他のことを考えている」と。

この「気付き」は、とても微妙で難しいようですが、注意深く観察していると必ず気付くことができます。気付いたら、「今ちょうど瞑想中で静かだし誰も邪魔もしないし、だからこの際、しっかり考えよう」などと、マインドが見つけてきた考えを進めてはいけません。それでは本末転倒です。

マインドは、超高速で思考を開始しますから、常にマインドが何をしようとしているのかについて、覚めていなければなりません。

考えが高速で進み始めると、なかなか素早く気付くことができなくなってしまいます。ですから、「気付き」のポイントとしては、「よし、何か考えができてきたら、すぐに気付いて棚上げするぞ」という、待ち構えている意識が必要です。

つまり、違う「思考」がでてきたら、その思考のスピードが上がる前にすぐに摑まえるぞという、一種の緊張感を持って臨むことです。つねにスタンバイになっている、準備万端待ち構えている、という態度が重要です。「マントラに戻ること」を「仕事」として忘れないようにしておくことです。

「棚上げ」するためのコツ

次は棚上げです。具体的には「今は瞑想中だから後で考えよう」と棚上げする手順です。

マインドが素直に「そうですね、では、棚上げしましょう」と、簡単に手放してくれればよいのですが、なかなか手放してくれない案件もあります。

「こんな大事なことを棚上げするなんて。しかも今は、考えるのに絶好の条件が整っているのだから、是非、今しっかり考えましょう。さぁ、考えましょう」となかなか棚上げに同意してくれない場合です。

マインドの言うことを聞いていては、マインドから「思考の種」を取り上げることができません。コツとしては、「確かに重要な案件だね」と、いったん認めてマインドがゆるんだところで、「でも今は瞑想中だ。棚上げしてマントラに戻れ」と厳しく命令することが必要です。

ただし、このように命令しても、マインドが棚上げに同意してくれないような重大な案件を持ち帰ってくる場合があります。もちろん、マインドが重大だと思ってのことです。そのような案件は、確かに、なかなか棚上げするのにてこずります。

このような「しぶとい案件」をいかに効率良く棚上げするかという問題は、第3章の「しぶとい案件の棚上げ」のところでお話ししましょう。

◎瞑想の作法とポイント

瞑想に入る作法は、いろいろありますが、ここでは標準的な作法を書いておきます。

それぞれの作法には、それぞれ目的があります。それらの目的を理解していれば、いろいろな状況や条件に応じて、適当に変更しても省略してもOKです。作法の詳細は、74〜77ページを参照してください。以下では、ポイントを説明しておきます。

座り方のポイント

大切なのは、15分座っても疲労しない座り方がよいということです。座面が硬かったり、冷たかったりすると、長く安心して座っていられませんから、座布団を敷くなど工夫してください。

・場所

「外部情報」が少ない方が、早く「思考の種」を整理しやすいですから、なるべく静かな、暗いところの方がよいです。瞑想が深くなってくると、風もとても気になりますから、なるべく風のない方がよいです。

1 設座《せつざ》 場所を確保する

まず、座布団を二つ折りするなどして、座るところを作ります。静かでなるべく暗い場所がよいです。自分の手前には若干スペースの余裕を持っておきます。

2 着座《ちゃくざ》 座る

その上に、胡座をかいて座ります。片方の足をもう片方の内股に乗せてもいいです。正座でもよいです。

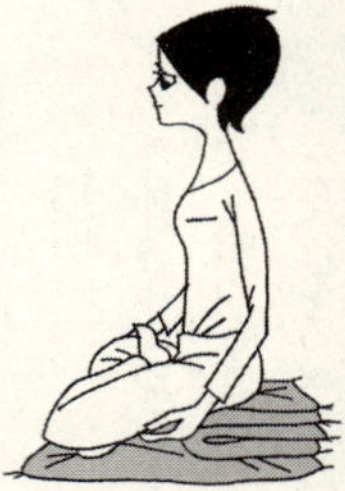

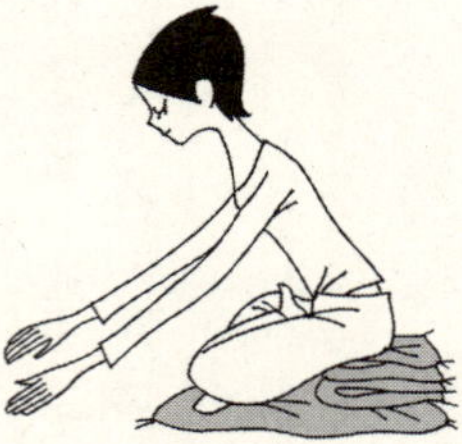

3 開始前屈 上体を前に倒す

そのまま上体を前に倒して、手のひらを床につけ、額も床につくぐらいに深々とお辞儀をします。

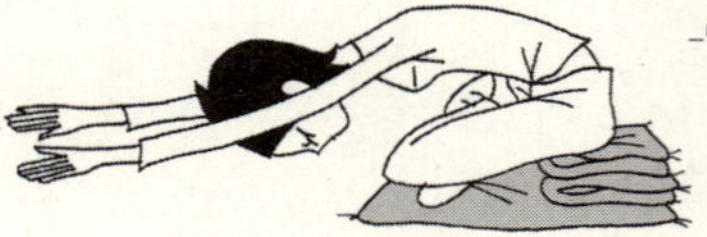

4 瞑目《めいもく》 目を閉じる

そこで、目を瞑ります。これから瞑想を真剣に、かつ楽しんでするのだと、しっかり自覚します。

5 起身《きしん》 上体を起こす

床につけた手を手前に引きながら、ゆっくりと上体を起こしていきます。尾てい骨のところから、背骨を一つ一つ積み上げるように、ゆっくり起こしましょう。

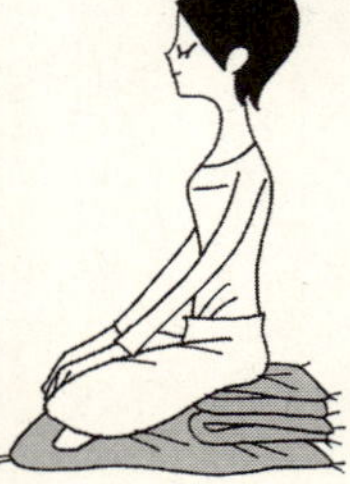

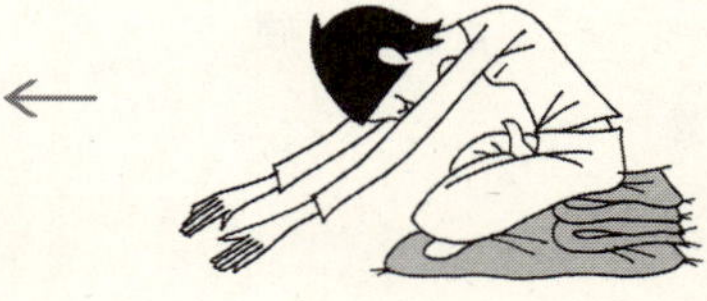

6 結印《けついん》 印を結ぶ

起き上がったら、両手のひらを膝の上においてて、印を結びます。

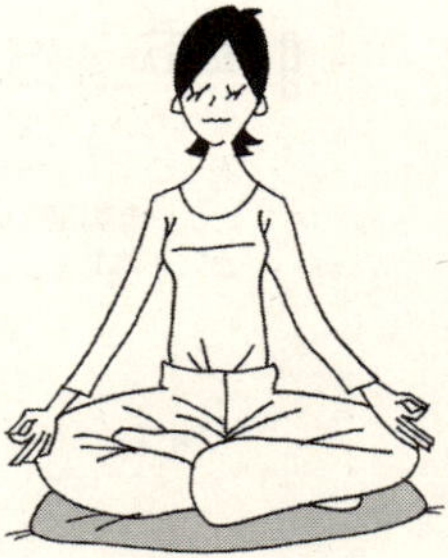

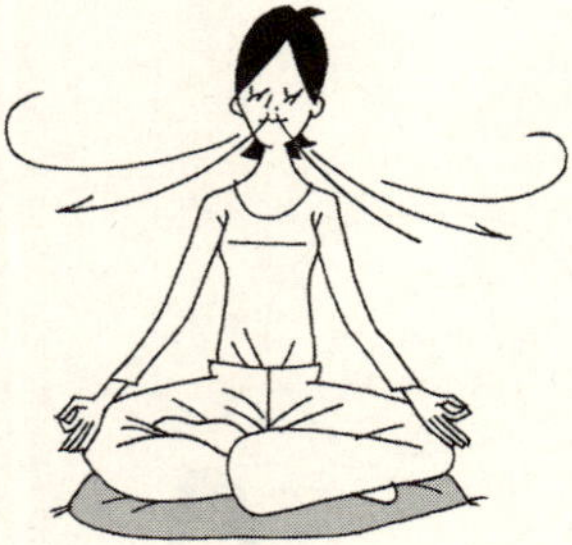

7 通気《つうき》 胸式呼吸

鼻から大きく息を吸い、大きく吐き出します。胸と肩を使って呼吸します。2、3回やってみましょう。

8 深気《しんき》 腹式呼吸

息を吐き切ったら、次は、お腹を使って、ゆったりと腹式呼吸をします。

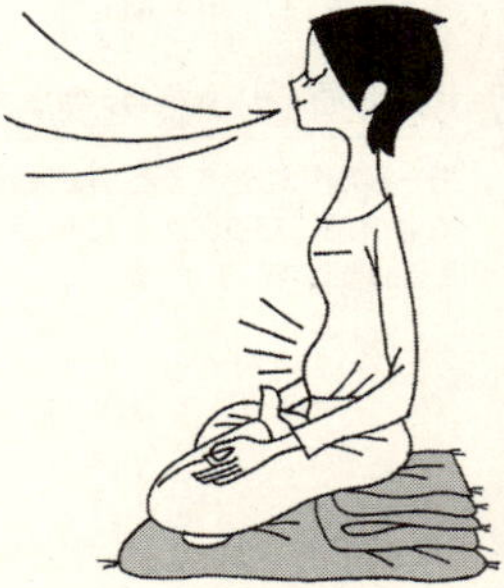

9 整芯《せいしん》 姿勢を整える

身体を少し左右にゆっくり揺すって、中心を確かめ、静かに止まります。座り心地も最終チェックしましょう。

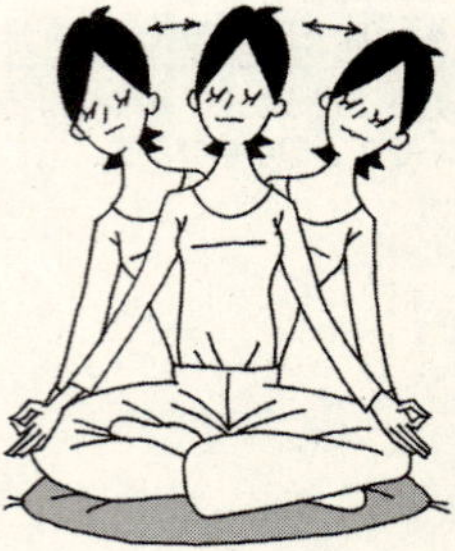

10 唱呪《しょうじゅ》 瞑想に入る

呼吸に合わせて、心の中でマントラを唱えます。「オーン、ナーム、スバーハー。オーン、ナーム、スバーハー」。

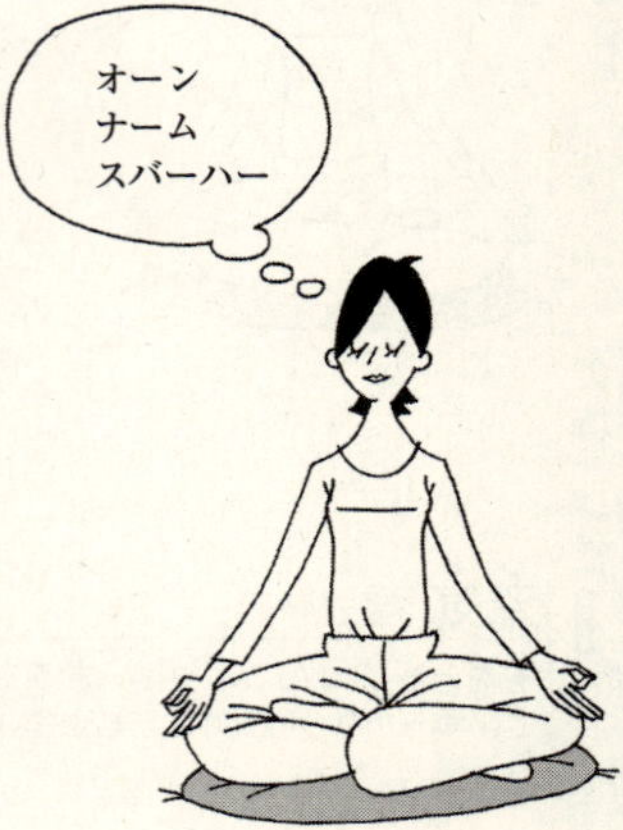

11 実践瞑想 瞑想を進める

瞑想します。第一段階の実践瞑想です。瞑想の浄化三手順、「集中」「気付き」「棚上げ」を繰り返します。

12 境地瞑想 瞑想を深める

第一段階を通過すると、第二段階の境地瞑想になります。マントラを唱える必要はありません。

13 終了　瞑想を終える

瞑想を自分で終えます。眠りそうになったり、集中力がきれたと思ったら、15分以内でも終了しましょう。

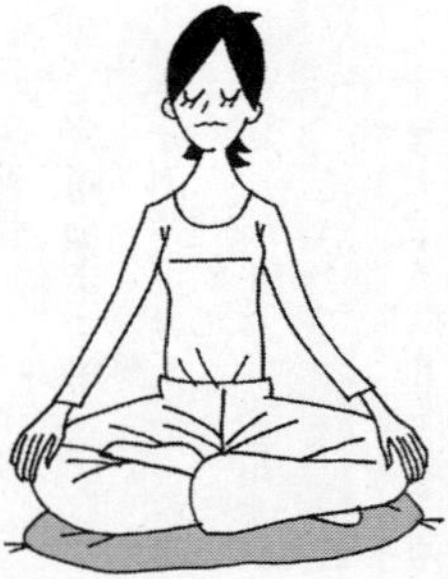

14 終了前屈　瞑想を解く

上体を前にゆっくり倒して、手のひらを床につけて、お辞儀をするような姿勢のまま、ゆっくりと時間をかけて瞑想を解きます。その方が次回の瞑想に入りやすくなります。

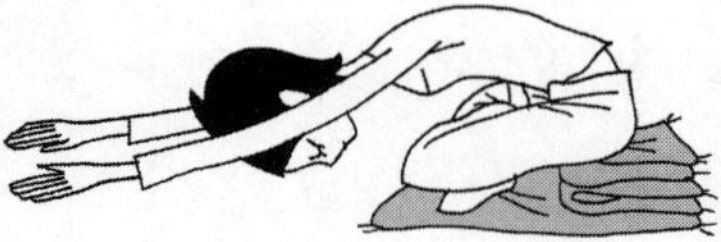

15 終了休息　リラックス

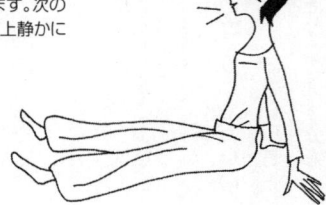

上体を起こしたら、身体を自由に伸ばして、ゆっくりと休息します。次の瞑想をするときは、5分以上静かに休んでからしましょう。

・座り方

ポイントは、じっと座っている時にあちこちが痛くならない座り方がよい、ということです。接地面積を広くした方が、皮膚にかかる圧力が減少し、痛くなりにくくなります。

胡座《あぐら》（半跏趺坐《はんかふざ》、結跏趺坐《けっかふざ》）が目的にあっていますが、胡座ができなければ、正座（座布団をまたぐ形）でもいいですし、椅子に腰掛けてもいいですし、膝を使った半立ち座（祈りの形）でもいいです。しかし、多少座り方に問題があっても、実践瞑想で少しはカバーできる部分もありますので、あまり神経質になることはありません。

・背骨

「背筋をまっすぐにしてください」とよく言われますが、物理的にまっすぐにはできません。自分で「これがまっすぐかな」と思う形でよいです。

ポイントは、背筋と首が重い頭を支えたまま、15分くらい動かないようにしたいので、それができればOKです。背筋がまっすぐな方がそれが簡単にできるということです。また、前屈みですと、腹式呼吸をするたびに身体が動くことになりますから、せっかく骨や随意筋を動かさないようにと腹式呼吸をしても、意味が半減することになります。

・結印

結印（印を結ぶ）とは、膝の上に置いた手の、親指の先と人差し指の先を軽く合わせて、「輪っか」をつくることです。手のひらは上向きでも、下向きでもよいです。

瞑想中に眠ってしまってはいけませんので、結印はそれを防止する工夫です。軽く合わせていますから、瞑想中に眠りそうになると、その合わせたところが、開いて離れます。すると、その瞬間に「指先が離れた感触」がアタマに伝わってきます。本格的に眠りに落ちる前に、必ずそうなりますので、それに気が付いたら、「まずい、眠りに落ちそうになっていた」と分かるわけです。

呼吸についての考え方

瞑想中に息を止めたり、小さくしたりすると、瞑想を続けることができなくなりますから、呼吸は続けなければなりません。

しかし、呼吸することが瞑想の邪魔になるようでは、良い呼吸とはいえませんので、瞑想の邪魔にならない呼吸をすることになります。

一番良いのは、腹式呼吸です。しかも深い腹式呼吸の方が有利です。いわゆる「丹田呼吸」です。

宝彩瞑想会では、胸でする呼吸つまり「胸式呼吸」を「A－呼吸」、腹式呼吸を「B－呼吸」、丹田呼吸を「C－呼吸」といって、順にAからB、BからCに変えていく練習をしています。一気に「C－呼吸」に移るのは難しいので、このような練習をするわけです。具体的には、息を吸う時に、吸気で膨らむ部分を順に「胸」、「腹」、「丹田（下腹部）」と、上の位置から下の位置に移し替えて行きます。「上」で吐いて「下」で吸うと割に簡単にできます。

とはいえ、瞑想中に呼吸の練習をしていては、瞑想は上達しません。呼吸の練習に意識が行くからです。呼吸は、ふだんから練習しておくことが大切です。

瞑想は、アタマの中の勝負です。まず、瞑想を真剣にやってみてください。すると、「ああ、なるほど、確かに呼吸が邪魔だ、どうにかしよう。邪魔にならない呼吸の仕方を工夫しよう」と自分で分かります。それから、呼吸の練習をしてもよいのです。必要性を認めて練習をする方が、瞑想の上達のうえで能率が良くなります。

◎さっそくやってみよう

それでは実際に「実践瞑想」をやってみましょう。実践瞑想において頭の中ですることは、瞑想の浄化三手順である「集中」「気付き」「棚上げ」を繰り返し行うことによって思考の種を片付けてしまうことです。

まずは15分間の瞑想を体験してみる

「起身」「結印」「通気」「深気」「整芯」のあと、身体が落ち着いて、呼吸が穏やかになったら、マントラを心の中で唱呪しながら実践瞑想に入っていきます。

マントラは、ここではMマントラを使いましょう。「オーン、ナーム、スバーハー」です。

では、さっそく瞑想を始めましょう。

※　※　※

目を瞑って、心の中で、マントラを唱えます。
吸う息に合わせて、オーン、ナーム、
吐く息に合わせて、スバーハー。
吸う息に合わせて、オーン、ナーム、
吐く息に合わせて、スバーハー。

マントラを唱えていると、マントラ以外の「心配事」や「懸案事項」、「アイディア」や「思いつき」や「何かの考え」が出てきます。
それらが出てきたことに気付いたら、その考えを追いかけたり、

膨らませたりしないで、
「今は、瞑想中だから、それは後で考えよう」と、
その考えから、手を引きます。
その考えを途中でやめてしまいます。
その考えを「先送り」します。
その考えを「棚上げ」します。
そして、また、マントラに戻ります。

オーン、ナーム、スバーハー。
オーン、ナーム、スバーハー。
すると、また、次の「考え」が出てきますから、それが出てきたら、
それを追いかけたり、膨らませたりしないで、
すぐに、「今は瞑想中だから後で考えよう」と棚上げします。
そして、マントラに戻る。
マントラ以外の考えが出てきたら、すぐに、棚上げして、マントラに戻る。

その作業、つまり「集中」「気付き」「棚上げ」を繰り返し作業して、マインドの机上を片付けていきます……。

※　※　※

このように、アタマのなかの片付け作業をしていきます。
15分たったら、目を開けて、瞑想を終えます。

「思考の種」がなくなる瞬間

実際にやってみるとよく分かると思いますが、マントラを唱えることにしばらく「集中」していますと、必ずそれとは違う考え、「雑念」とも言いますが、それが出てきたと思います。それでいいのです。そうしたら、「これはマントラとは違う」と「気付き」、そして、「それは今でなくて後で考えよう」と、「棚上げ」します。その考えから手を引きます。

　このように「集中」「気付き」「棚上げ」、つまり「瞑想の浄化三手順」を繰り返し実施していると、思考の種は、大きいものから順番に出てきて、そして最後の頃には、とても小さな思考の種になってきます。言葉の断片や、それよりもっと小さな、「思い」の気配のようなものになってきます。そして、ついには、何も考えることがなくなってしまいます。

　すると、とても、シーンとした状態になります。巨大な宇宙の中に一人穏やかに浮かんでいるような、今まで経験したこともないほどの静けさになります。

　でも、眠っているわけではありません。鋭敏に覚めていますが、何も考えることが本当になくなってしまいますから、とても静かな状態になります。これが、瞑想の第一段階、「実践瞑想」の終盤の状態です。第二段階である「境地瞑想」の入り口辺りにいることになりますから、「境地門にいる」と言ったりします。

　とはいえ、最初からこの段階まで、すぐにスムーズに進む人は、そう多くはありませんから、マイペースで練習しましょう。

「雑念」をどう処理するか

実践瞑想では思考の種を片付けることが「仕事」です。瞑想を始めるとすぐに分かりますが、雑念は大きなものから順に出てきますので、大きな心配事があれば、それが真っ先に浮かんできます。「雑念」はマインドが現在抱えている「思考の種」を元にした「思考」です。

普通、雑念は次の①②③の順番で出てきます。ただし、外で大きな音がしたなど緊急のものがあればそれが先になります。

①五感からの情報によるもの（五感情報）

音、匂い、光、振動、痛み、痒み、温度など。

②気がかりなどの情報（懸案情報）

懸案、心配、仕掛かりの仕事、約束事、疑問、スケジュールなど。

③整理すべき情報（記憶情報）

体験、経験、出来事、記憶すべきことなど。

毎回、瞑想を始めると、わりとすぐにマインドが取り掛かるのが、右で挙げた①の五感からの情報です。つまり「音」「匂い」などです。「痛み」「痒み」もそうです。その情報を受け取るとマインドはすぐに、「なんだろう」「どうしよう」と反応します。そして「考え」を増殖させようとします。

この五感情報の制圧の仕方のコツがあります。それは、例えば「痛いけれどどうしよう」などと思わずに、「痛み」とだけ認識して止めることです。

「どうしよう」と思ってはいけません。「どうしよう」と思うと、マインドは次に「我慢しなければいけないぞ。でも、本当に痛いなぁ、これじゃ瞑想にならないなぁ」などと思考を走らせます。

そうさせないためには、「痛み」と認識はするけど、先に走らせないような思い方をして、さっさと、マントラに戻るのが上手いやり方です。「我慢しよう」と「思う」ことも、「思考」ですから。

とにかく「思考」は一番少なくします。つまり「痛み」があると「思う」だけです。もっと言うと、思い方は、単に「痛み」です。無視しようとすると、別の思考が走りますから、認めて、それでおしまいにします。

どこかが痒かったら、「痒み」があると思うだけです。思い方は、単に、「痒み」です。さらに、痒さが意識に上がってきても、「痒み」「痒み」とそれを認めるだけで、「痒いなあ、どうしよう」などと、決して先に進まないようにします。認識はするが、取り合わない態度をとるということです。

するとやがてマインドは、「痛み」や「痒み」を忘れます。肉体的に痛くなくなったのではなくて、当面「重要問題」とは認識しなくなるということです。ですから、「痒い」感じは薄れます。消えます。

他の案件をどんどん片付けて、しばらくすると、また、「痒み」が情報として上がってくることもありますが、すかさず「痒み」とだけ認識してマントラに戻ります。

こうして、五感からの情報をどんどん棚上げしていくと、マインドは五感からの情報について、無防備になってきます。そんな時に、例えばわずかな天井や柱の軋《きし》みが起こると、普段は聞き逃すような音でも、びっくりするくらい大きく聞こえます。単なる軋みですら「バキバキ、ガタガタ」と、誰かが天井を破って侵入してきたくらいに感じることもあります。ですが、気にしないで、マントラに戻りましょう。

とにかく、何が起こっても、どんな音が聞こえても、どんなものがやってきても、それに惑わされないことです。どっちみち、頭の中で何かの情報にマインドが反応しているだけですから。

どんなことでも気前良く「棚上げ」しよう

さて、瞑想中のマインドは、思考の種を見つけてくると、どうしても考えたがります。マインドは考えるのが仕事ですし、ずっとそれでやってきていますから、考えを途中で放り投げるなどということは、したくありません。せっかくだから今考えましょうと主張します。

確かに、途中まで考えたことを中止すると、あとからまた、最初から考え直さなければならないし、思考エネルギーの無駄遣いにも思えます。その「無駄にしたくない」という方針を打ち切るのは、とても力の必要なことです。しかし、それをしなければ「棚上げ」ができません。

なかなか棚上げがスピーディにいかない場合は、自分が、この「思考エネルギーがもったいない」という、ケチな考えになっていないかどうか、それをチェックしてみてください。そして、自分がケチだと分かったら、ひとつの工夫としては、「どんなノーベル賞クラスのアイディアが今あったとしても、それすらも捨てる」くらいの、気前の良さで臨んでみてください。

これも良い考えだ、あれも良い考えだ、忘れないようについでに今考えよう、と思っていたのでは、瞑想が進みません。もし、何か考えたいのであれば、瞑想をやめて、ちゃんと机に向かって、紙と鉛筆を持って思考した方が、よほどましです。

それに、(これは、確実にいえることですが) 瞑想中に出てきた素晴らしい発想を棚上げしたとしても、それは瞑想が終わったら、さらに磨かれて、ちゃんとその場にあります。消えてなくなるわけではありませんので、安心して棚上げしてください。

逆に、棚上げをすればするほど、アタマの中が整理されクリアになりますから、今までよりもっと素晴らしい発想が湧いてくる可能性が高まります。ですから「棚上げするのは得だ」、そう思ってもらってかまいません。そのくらい気前良く棚上げすることが大切です。それがコツです。

眠くなった場合は瞑想をやめよう

眠くなった場合は、注意してください。瞑想中に眠る癖をつけると、その癖の解消に、数年かかることもあります。瞑想中には眠らないことです。

もし眠くなったら、布団を敷いて枕を当てて横になって、睡眠をとってください。瞑想を昼寝やうたた寝のよい機会にしていると、何年座っても一歩も前進しません。瞑想は瞑想、睡眠は睡眠と、はっきり区別してください。

疲れて眠い時とか、お酒を飲んでいる時とか、睡眠不足で眠い時は、瞑想するのに適しているとは言えません。一眠りして目覚めてから瞑想に取り組んだ方がよいです。また、瞑想する時と同じ姿勢では、決して居眠りしないように、ふだんから注意しておきましょう。

そもそも、もし本気で真剣に、「集中」「気付き」「棚上げ」を実践していたら、忙しくて、眠っている暇など全然ないはずです。瞑想の浄化三手順を実践しているときのアタマは、例えば、将棋の名人が秒読みに追われて次の手を考えているときと同じくらい、忙しい状態なのです。アタマが疲労困憊するくらいに働いていることですから、よもや眠くなるなんてことはないと思います。

しかし、スポーツをしたり長時間の残業で疲れている日とか、そもそも睡眠不足の日などは、確かに眠くなります。何度も言いますが、その場合は、布団にもぐってしっかり睡眠をとって、眠気がなくなってから、瞑想するようにしてください。

精神的なエネルギーは15分間しか続かない

瞑想そのものを、集中力がきれているのに、頑張って続けるのは問題があります。集中力というと、「集中」「気付き」「棚上げ」の集中と紛らわしいので、精神エネルギーと言いましょうか。

その精神エネルギーが切れているのに、頑張って座り続けても瞑想は深まりませんし、瞑想の修養自体が後退します。

瞑想で座っている時間は、長くて15分です。もっと長くできる人は、長くしてもよいかというと、そうではありません。私も、調子が良くても悪くても、15分以上続けて瞑想しません。

「足が痺れたりしなければ、数十分座っていてもよいではないか」と思われるかもしれませんが、人間のアタマが懸命に作業を続けられる時間は、およそ15分です。15分を経過したら、いったん瞑想を止めてください。そして少し休憩して、新たに座りなおして、瞑想を始めたほうがよいです。

一番いいのは、自分で「ああ、もう片付けの力がなくなってきた」と感じたら、「いったん休憩しよう」と自分で判断して、その回の瞑想を終了することです。

精神エネルギーが高いときだけ、瞑想をする。それが減衰してきたら、たとえ15分経過していなくて、わずか開始後3分経過であっても、5分経過であっても、いったん瞑想をやめましょう。さらに瞑想をしたければ、しばらく（数分程度）休憩してから、次の瞑想をするようにしてください。その方が、瞑想の上達が早くなります。

瞑想終了時の注意

瞑想の時間は15分といっても、目覚まし時計のアラームかなにかで瞑想を終了させるのは、よくありません。

瞑想の深いところに行っているマインドは、いわば無防備ですから、急に大きな音やベルを鳴らすと、ビックリしてしまいます。そして、「やっぱり、瞑想していたらまずい、とっさの時に対応できない。ああ、ビックリした。もう瞑想はこりごりだ」と思ったりしてしまいます。ですから、瞑想を終了するときは、なるべく穏やかに、静かに、終了させてください。

ただし、瞑想会などで、みんなで一緒に瞑想しているときは、終了の合図なしというわけにもいきませんので、なにか静かな合図、例えば「チーン」という小さな鐘の音などを合図に瞑想を終了することはあります。それでも、あくまで静かな小さな音で、ビックリさせないよう配慮して合図しています。

第2章

境地瞑想

◎境地瞑想では何が起こるのか

何もしないことがポイント

第一段階の実践瞑想では、「集中」「気付き」「棚上げ」という浄化三手順の作業を一生懸命していました。

しかし第二段階の境地瞑想では、何かを一生懸命努力することはなくなります。逆に、何もしないことがポイントです。ですから、第一段階を「実践瞑想」、第二段階を「境地瞑想」と言うわけです。

境地瞑想で取り扱うのは、（1）「内部の過去の情報」、（2）「内部のその他情報」です。これらにはプログラムとか、過去の懸案情報などが含まれます。いずれもアタマのとても深いところにあります。

境地瞑想では、自分から何か働きかけるとか、仕掛けることは不要です。なにも「行動」しないことが重要です。仕掛けるとまた、マインドがそれを仕事にして思考を開始してしまいます。

すべての感覚が解放される

境地瞑想になると、いろいろなことが起こってきますが、その中で代表的なものは、序章で説明したとおり、「過去のライブラリーが見られる」「プログラムの変更ができる」「エクスタシーが得られる」の三つです。

ただし、境地瞑想で起こることは、この三つのことだけではありません。その他にも、瞑想中、身体の自動ストレッチが始まったり、空を飛ぶ感覚になったり、宇宙と一体化したような感じになったりと、心身ともにいろいろ「不思議なこと」を体験します。

みなどれも、理由や仕組みを科学的に合理的に説明できることですので、不思議でも何でもないのですが、それまでの生活では一度も経験したことのないことが起こりますので、驚いたり感動したり感激したりします。

それらが起こる理由を簡単に説明しておきましょう。

まず、それまでマインドがいつもしっかり働いていて、心身のあちこちを窮屈に締め上げていたのですが、瞑想によって、その縛りが緩みます。すると、いろいろな感覚やカラダの部分が解放されてきますので、今まで知らなかった「不思議な」「面白い」感覚を体験することになるわけです。

また、境地瞑想に行けるようになってくると、瞑想していないとき、つまり日常生活でも、マインドの机上が綺麗に片付いた状態ができてきますので、例えば花の色などが、これまでに見たことがないほど、とても綺麗に見えたりします。しかも、それが頻繁に起こるようになります。例えば「バラの花」を見ても、マインドがそれを「バラの花」だと認識しなければ、目にはとても美しい「紅に輝く何か」そのものとして見えてくるわけです。

これは体験ですから、言葉で説明はできても、実際に自分で体験しなければ、なかなか本当にその素晴らしさは分かってもらえないかもしれません。

これについては一休和尚が、「見るごとに　みなそのままの姿かな　柳はみどり花はくれない」（柳は緑、花は紅だなぁ、凄いなぁ）と、その感興をしみじみ歌っています。「柳はみどり　花はくれない」で、そのとおりなのですが、なんというか、今までとまったく違う、輝いている、色彩が爆発しているというような感じなのです。とにかく、一休和尚と同じような感興を得ることができます。

また、五感が鋭敏になってきますから、闇夜で動くものが金色に光って見えたり、遠くの聞こえないくらいの小さな音が聞こえたりします。これらは、感覚器官の精度が上がったからとも言えるでしょうが、同時に、どれかひとつの感覚に集中させることが上手になったから、という面も大きいと思います。

そのほかにも、沢山のこまごました「不思議な」「楽しい」「嬉しい」体験もありますが、なんと言っても、第二段階の特徴的なことは、「過去の記憶のライブラリーが見られる」「プログラムの変更ができる」「エクスタシーが得られる」の三つですので、それらを順に説明していきましょう。

◎過去の記憶のライブラリーが見られる

「過去を見る」のと「過去を思い出す」のはどう違う?

私が主宰する宝彩瞑想会でも、「普通に過去のことを思い出すのと、瞑想で過去が見られるというのは、どこがどう違うのですか?」と、よく聞かれます。

その答えとしてはこう言えます。まず、瞑想中に過去のライブラリーが開いたときは、その圧倒的な「映像」にビックリすることはあっても、「これが境地瞑想なのかなぁ」などと疑うことはありません。自分ですぐに分かります。

言葉では説明しにくいのですが、いくつか特徴的なことがありますので、それらを説明しておきましょう。

次のような状態になれば、確かに第二段階の過去の記憶のライブラリーの閲覧が始まったと思ってください。

①細部が見える

「映像」が、とても細部にわたって見えます。例えば、食卓のテーブルの上に載っていたお醤油のビンの色、形、汚れ具合まで思い出します。ディテールを思い出します。しかも、その時の、自分の目線で思い出します。

②立体的に思い出す

「写真」を見るのとビデオの「映像」を見るのとでは、違います。ビデオ映像は動きます。ちょうどそんな感じで、過去の閲覧はビデオの映像に近いです。その意味では、夢も動きますので、夢に近いです。

でも夢の映像と違うのは、見たこともない風景とか、見たこともないものとか、見たこともない場所が現れることはないという点です。

瞑想中に現れるのは、すべて見たことのあるものや風景です。知っていることばかりです。それがどこかも、すぐに分かります。かつて見たことのあるもの、かつていたことのある場所だけです。

③懐かしい気持ちになる

とても懐かしい、優しい気持ちになります。懐かしくて、涙が出ることもあります。幼い当時の自分を思い出しますから、それがとても懐かしい、可愛い、健気で、元気で、愛しいという感情も一緒に湧き起こってきます。そのときの楽しい自分に戻れて、気持ちが豊かになります。

思い出すことも素晴らしいのですが、この幸福感、充実感、どっしり感があるので、私など、過去の閲覧が瞑想でできるようになった頃は、昼間の仕事中から、もう一刻も早く家に帰って瞑想したい、と思うくらいでした。それほど、過去の映像が次々に見られるというのは、楽しいことです。

懐かしい人に自由自在に会えますし、懐かしいものにも触れられます。懐かしい場所にも行けます。それは本当に楽しいものです。

④五感も付いて来る

「映像」だけでなく、五感でも、思い出します。

これも不思議ですが、映像だけでなく、味や、匂いや、感触までも、とてもリアルに思い出します。本当にビックリします。例えば、幼い頃に遊んだ砂場を思い出したら、その冷たい砂の感触や、爪の間に入った砂粒の感覚まで蘇ってきます。

以上のような特徴があれば、それは過去のライブラリーを閲覧したということです。しかし、こうした説明はすべて忘れてしまっても、そうなった時は「ああ、本当に見えた」とすぐに自分で分かります。宝彩瞑想会でも、初めて過去が見えた人は、瞑想が終わった後、顔が輝いていて「ほんと、不思議ですね。憶えていたんですね。凄いですね……ありがとうございました」と感動の至りという感じになりますから、すぐにそれと分かります。

また、過去の閲覧がどんどん進んでいくと、その映像を見ている自分を、まるでリモコンで操縦するように、移動させることができるようになっていきます。

例えば、「この部屋を出ると、どうだったかな」と思いながらその部屋のドアを開けて出てみたり、あるいは家から出て近所を歩き回ってみたり、自在に移動できるようになります。

近所の角を曲がってみると「ああ、そうそう、ここに、駄菓子屋さんがあったのだ」と思い出し、その中に入っていくと「ああ、そう、ここにガムが置いてあった。ここに風船があった」という具合に、とてもリアルに、次々に思い出します。

筋向かいのマーケットの八百屋さんのおじさんやおばさんの威勢の良い声や、そのエプロン姿、その奥の魚屋さんのおじさんの長靴姿と、空色のホースで床に水を撒いている様子など、そのときの自分の目線で、実にイキイキと、小さなところまでも、詳細に思い出します。私も、これらの膨大な映像を最初に思い出し始めた時は、懐かしくて思わず何度も涙が出たりしました。

自分自身の大きな財産になる

過去の記憶は、そこにアクセスできると、膨大な量があるのだなと分かりますが、そんなに沢山の記憶を自分のアタマの中に、ちゃんと色あせずに保持しているなんて、普通それまで想像もしていませんから、本当にびっくりします。

それと同時に、とても豊かな気持ちになります。自分が安定して、とても落ち着いた気分になります。

自分の記憶が膨大であることが分かると、人間はものすごく安心できます。とにかく、一言でいえば「ああ、私は大丈夫だ。何があっても、私は大丈夫だ」という気持ちになります。

こうした過去の記憶の膨大なライブラリーを、神様は、死ぬ間際に走馬灯のように一瞬垣間見せてくれるとよく聞かされますが、でも、それでは遅いですね。もったいないです。

瞑想によって、幼児期のイキイキして、元気に溢れていた自分、何もかもめずらしくて走り回っていた自分、多くの人々に愛されて育っていた自分に再会できるのです。懐かしい優しい人々にもどんどん会えます。

そして、自分が一人で大人になったのではなくて、多くの人の愛や慈しみや励ましなどがあって、大きくなれたのだという、泣きたくなるような有り難さに気付くこともできます。

とにかく、過去の記憶の閲覧が始まると、人生観も変わってきます。気持ちが落ち着いてきます。素直に感謝ができるようになります。この世に生まれてきたことが奇跡のように思えてきます。

死ぬときに一瞬そうなるのでは、それを味わう暇も、懐かしむ暇も、誰かに感謝をする暇もないでしょうから、それはあまりにもったいないことだと思います。

過去を思い出すのはアタマの活性化になる

今まで何十年も思い出したこともないことを、ありあり思い出すということは、何十年も放っておかれ、誰も訪ねてくることがなかった部分の記憶細胞や、そこに繋がるルートを保持・維持していた多くの細胞に、意識が回るということです。生理的にも、何ミクロンか知りませんが、とても微弱な生理的電流がその部分に実際に流れるということです。何十年も黙ってじっとしていた細胞たちにスポットライトが当たるということです。

これは、やってみると分かりますが、アタマがとても喜びます。嬉しくなってきます。明るく楽しくなってきます。どんな脳細胞も、みんな大切な仲間なんだと、脳細胞全員がみんなで肩を組んで歌っているような感じになります。

たぶん、その逆に、一部の脳細胞が沈黙しっぱなしになると、なにか不健康な、不活性な暗い状態になって、例えばボケなども、そのようにして起こるのではないかと思います。

「記憶を思い出す作業」というのは、このように、過去の記憶を保持している膨大な量の細胞を刺激することになりますので、とても良い脳の活性化になります。

◎プログラムの変更ができる

「ちょっと行きづらい場所」に秘密がある

序章でも少し触れましたが、「プログラム」というのは、幼い時に何かを「体験」して「解釈」して、つまり「学習」して、行動指針として覚えていることです。その行動指針を、私はプログラムと呼んでいます。

例えば、煮立っているお湯に手を触れて「あちっ」と火傷をすると、その「原因と結果」の関連を解釈・理解して、次からは熱いものに触れないような行動指針を作ります。このときマインドは、危険回避の反応を早くするために、もとの体験や、どのように解釈・理解して行動指針を作ったか、などの途中の過程は奥にしまって、すぐに参照できるように「熱いものは危険、避ける」などと標語化したものだけにして残します。このように中間部分を省いて、すぐに使える行動指針にされたものがプログラムです。

こうしたプログラムは、なるべく素早く検索して起動できるよう、マインドのごく近くに置いてあります。マインドは、それらを瞬時瞬時に自動起動させながら、人生を進めています。とてもよくできた仕組みです。

ところが、すべてのことが正しく解釈され、プログラム化されているわけではなく、中には、見直しが必要なものもあります。ふだんの生活のなかで、自分でも「われながら変な反応をするなぁ」というものは、大概見直しの必要な、変なプログラムを持っているせいだと疑った方がよいのです。

過去の閲覧が一通り済んでくると、もう、アチコチ探索するところも少なくなったような気がしてきます。しかしそんな時期に、「ちょっと行きにくい場所」とか、「ちょっと恐そうな部屋」とかに出向いて、勇気を出して探索してみると、実はそこに、捨てるべきプログラムのできた原体験があったりします。

その原体験を、もう一度、境地瞑想中に再体験することができます。すると、まさに本当にそこにいるように、鳥肌がたったり、身体が震えたりします。そして、例えばその「とても恐い」再体験が終わると、終わった瞬間に、新しい解釈による新しいプログラムにその場で置き換わります。つまり、古いプログラムの見直しができたというわけです。

不要なプログラムが再解釈されるとき

宝彩瞑想会のリーダーの一人が、実際に再体験したものをひとつ紹介します。

そのリーダーは、火に対して異常に恐い気持ちを持ってました。タバコの火とか、コンロの火などが点けっ放しだと、いても立ってもいられない。例えば、人のタバコを自分で勝手に消してしまったりする。自分でもちょっとおかしい行動だと思いつつ、火を消さないと落ち着けなかったそうです。

しかし、その日の瞑想会で、境地瞑想に入った時に、過去の記憶を次のように再体験しました。

2歳くらいのころの幼い自分が、まっくらな夜中に母親におんぶされて、家の外に出たのを思い出したあたりで、鳥肌が立ち始めた。近所の家が火事で燃えている。母親におんぶされている背中から顔を出して見ると、その家の柱に赤い炎が巻きつくように燃え上がっている。とても恐い光景で、その時の自分の顔が熱かったことも、そのまま感じたそうです。そして、母の背中で震えていたことも。

「瞑想から抜けたときに、はっきり分かりました。私はこの時、『火は恐い、タバコの火も火事になる』と覚えたのですね。火事場で誰かが、『タバコの火の不始末だ』とか言っているのを聞いたのです」と彼は語ってくれました。

瞑想中に再体験すると、それはその瞬間に「新しい解釈」に変わります。新しい解釈というのは、今の大人の自分の経験や判断をもとに、合理的に総合判断したものです。

例えば、もし「タバコの火はとにかく消すべし」と覚えていたのなら、新解釈は「タバコの火は周りに燃えるものがあると、火事になる可能性がある」などという穏当なものになります。灰皿の中でくすぶっているタバコがあっても、普通の大人なら、特別に不安に思ったりはしないはずです。

再体験をしてプログラムが更新されると、そのように普通に思えるようになります。

私自身も、変なプログラムが沢山ありました。例えば「風鈴が恐い」だとか、「マンホールを踏むのが恐い」だとか。また、これは一般的かもしれませんが、「暗闇が恐い」というのもありました。ほかにも「後ろが見えないことが恐い」とか。

これらについて、私は境地瞑想中に次々と再体験をして、その都度、実際に鳥肌が立って身震いしましたけど、それらの変なプログラムを次々に抜去《ばっきょ》をしていき、恐怖感、緊張感が取れていきました。

プログラムを落とすと世界が明るくなる

もちろん幼児期に覚えたことでも、生涯役に立つことはたくさんあります。しかし、幼児期に自分が、その時持っている少ない経験や知識で判断して、解釈して、覚えたことは、得てして拙いプログラムになりやすいのです。

それらを持っていることは、その人の個性でもありますが、多くの場合、そのような拙くて、もはや不要であるようなプログラムは、ひとつでもふたつでも少ない方が、生きるのが楽です。

また、なかには習慣的に覚えてできたプログラムもあります（これを抜去する方法は第3章で述べます）。

例えば、「一番にならなければ意味がない」「愛されなければならない」「泣いてはいけない」「遊び過ぎてはいけない」「ふざけてはいけない」「だらしないのはいけない」などなど。教育、しつけに源を発しているものもあります。読んだ本や、映画やテレビなどの影響もあります。

これらも、もし、自分の人生を窮屈にしているものであれば、落としてしまう方が自分の生き方を楽にします。

小さなプログラムひとつ落とすだけでなく、瞑想によって何個か群になっているプログラムなどをまとめて落とすと、一気に、世の中の見え方まで変わってしまうことがあります。

また、瞑想をしていると、大小さまざまなプログラムを次々に抜去していきますので、どんどん肩の荷が下りていくように思いますし、実際、姿勢ものびのびしてきます。表情もいきいきしてきます。人生が楽しいという気持ちが溢れてきます。

そして、「よくもまぁ、こんなしんどいプログラムを後生大事に持ち歩いていたもんだなぁ」と呆れてしまいます。

このようにプログラムが次々に抜去され始めると、もう、瞑想するのが楽しくてしかたなくなってきます。瞑想するたびに自分が軽快になっていくのが実感されるからです。瞑想するたびに、世界が明るくなってくるのが実感されるからです。自分と、自分の人生と、自分の住んでいるこの世界がますます好きになっていきます。

◎エクスタシーが得られる

心身の解放が、それを起こす

この項では、境地瞑想の楽しみのひとつである「エクスタシーが得られる」ということについて説明しましょう。また、なぜエクスタシーが得られるのか、その仕組みも解説します。

エクスタシーは、マインドが「超リラックス」しているときに得られます。

普通、マインドは、何か考えることがあると「緊張して」考えを推し進めます。緊張度を上げるために、身体をも「思考すること」に協力させています。例えば、眉間に皺をよせたり、歯を食いしばったり、息を潜めたりと。

もしマインドが、当面、思考することがなくなったら、「緊張して」考えを推し進める必要がありませんから、身体の緊張も解かれます。今までマインドに気を使っていた周りの頭脳（思考を司るマインド以外の脳）も、解放されてリラックスします。マインドも超リラックス、周りも超リラックス。その時に、快感が起こります。エクスタシーが起こるのです。

瞑想中に起きるエクスタシーとは

私が瞑想中、最初にエクスタシーを体験した時も、マインドが何も考えることがなくなっていたときでした。宝彩瞑想会でも、多くの人がエクスタシーの体験をしていますが、いずれも境地瞑想の段階で、しかも、過去の閲覧もしていないタイミングで起きています。つまり、何も考えることがなければ、自然にエクスタシーが起こることがあります。何かを考えていたら起こりません。

最初にそれがやってきたときは、誰でも、「あああ」とビックリします。こんな気持ちの良いことがあるのかと、自分自身で驚くわけです。しばらく浸っていればいいものを、その驚きがあまりに大きいので、ビックリして思わず思考が走り、瞑想から抜けてしまって、そのエクスタシーも同時にすっと消えてしまいます。そして、「ああ、残念」という、ちょっと悔しい感じになります。

このように最初のエクスタシーは、何も欲張っていないときに突然、ビギナーズラック、初心者の幸運のようなものとして、得られることが多いです。

しかし、一度でもその嬉しさ、気持ちの良さを知ってしまうと、どうしても、またその快感に出会いたくなります。そして、もう一度その快感に出会いたいと、瞑想で座ることに、俄然、熱心になります。

しかし、このように、まるで恋をしているような感じになると、逆になかなか出会えなくなります。なぜなら会いたい「欲」が強烈にあるので、その欲が「無欲」になるのを妨げているわけです。マインドが「休止」した時だけに現れる「女神」を、マインドはまんじりともせずに「今か、今か」と待ち受けているのですから、「女神」が現れるハズがありません。

このことについて一休和尚は、「本来の面目坊が立ち姿　一目見しより、恋とこそなれ」と、上手い表現をしています。「また、『あれ』がやって来てくれないかなぁ」とまるで一目惚れした恋人を、待ち焦がれるようになってしまうわけです。

しかし、そう望めば望むほど、それに反して遠ざかってしまいます。やがて「もう、会えなくてもいい。初心に戻って瞑想しよう」と諦めて、また瞑想に無心に取り組んでいると、また、ふと「女神」が現れたりします。このような「出会い」を何度か繰り返していると、やがてエクスタシーに「会える」条件なり、コツなりが分かってきます。まぁ、一言でいえば、「無欲」になるということですけど。

瞑想中のエクスタシーと麻薬の違い

瞑想中に得られる快感は、例えば「麻薬」を使用したときに得られる快感と同じものか？　という質問を受けたことがあります。

私は麻薬を使用したことはありませんから、同じかどうか分かりませんが、たぶん同じような感覚だろうと思います。

しかし、瞑想でエクスタシーを得られる状態というのは、マインドがとても暇で、自ら超リラックスして、休んでいる状態です。その時に、他の頭脳の部分も「マインド様が休んでいる」ので解放されて、エクスタシーの状態になるわけです。

ところが、麻薬などの薬でそのようになるのは、マインドを無理やりに薬で麻痺させて動けないようにしているのと同じです。すると、他の頭脳の部分が「あれ、マインド様が休んでいる、われわれも休ませてもらおう」と解放されて、似非エクスタシーの状態になるわけです。

しかし、これを続けているとマインドが壊れます。

例えば、とても仕事に厳しい部長がいる部署があるとします。そこの部長は、大きな部長の椅子に腰掛けて、部内に目を光らせています。同室の部員は常にぴりぴりして緊張しています。

ところが、瞑想の実践によって、部長の机の上から、すべて懸案の仕事を片付け、棚上げしてしまうと、部長も、面前に当面の緊急の仕事がないので、「ちょっと一眠り」と肘掛け椅子をリクライニングにして、目を瞑って動かなくなってしまいます。すると部屋中の部員が、「やれやれ、部長がお休みだ」と大きな伸びをして、隣の人とおしゃべりを開始します。部内は一気に寛いだ明るい笑い声に満ちてきます。

この笑い声が、エクスタシーです。

この状態を、何らかの薬などを使って強制的に得ようというのは、まるで仕事を沢山抱えて頑張って働こうとしている部長の背後から、有無を言わさず眠り薬の注射を打って、気を失わせているのと同じことになります。

部長は、薬が回って机にうつぶせになり動かなくなってしまいます。それを見た部員は、「部長はたぶんお休みなのだ。これ幸い」とさっそくおしゃべりを開始します。そのおしゃべりは、瞑想によって得られるのと同様の「快感」かもしれません。しかし、これを続けていると、部長の健康は保証できません。いずれ病気になるか、壊れてしまいます。

ですから、薬は絶対に使ってはいけません。使わないでください。どんな薬であれ、この手の薬を使っている人がいたら、すぐに使うのをやめさせてください。自分で自分を壊してはいけません。自分のマインドを壊したら取り返しがつかなくなります。部長を本当に仕事から解放して休ませてあげるには、部長の机の上の仕事をきれいに片付けてあげることです。

エクスタシーは脳の活性化である

もちろん、瞑想中にエクスタシーを感じることができるのは楽しみですが、そのような状態になったら、そのエクスタシーが消えた後も、脳はとても爽やかです。自分がイキイキしてくると、見るもの聞くもの、すべてイキイキしてくるというのが分かると思います。

脳がとてもよい状態に活性化しているからです。

また、エクスタシーが起こるのは瞑想中だけではありません。私もそうですが、宝彩瞑想でエクスタシーを体験した人の多くは、その後も熱心に瞑想をしていると、そのうち、瞑想中でなくても、日常でもしばしばエクスタシーを感じることができるようになってきます。

例えば、台所でお皿を洗っている時とか、自動車の運転をしている時とか、通勤電車に乗っている時とか。日常でエクスタシーが起きる場合は、手慣れた単純作業をしている状況で起きやすいです。雑念がまったくなくなり、無心で、目の前の仕事だけに専心している場合に、そうなりやすいです。

それは、瞑想中と同じように本当にとろけるような、「快感」です。もう、それだけで生きているのが、楽しく、嬉しく、うっとりするものです。瞑想が上達すると誰でもそうなれます。そして、もしその「快感」を手に入れたら、どんなダイヤモンドより貴重に思われるでしょう。たとえどれほど大きなダイヤモンドと交換したいと言われても、私は断ります。代えられません。それほど自分にとっては価値があるものです。

第３章

瞑想上達のコツ

◎熱心な人ほど上達しにくいことがある

瞑想は頑張ってはいけない

この章では、瞑想をより上達させるコツやヒントをお話ししたいと思います。瞑想は、第二段階の「境地瞑想」に入って行くことが、当面の目標です。第二段階に行けば、その後は、ほぼ自動的にいろいろなことが起こったり、体験できます。ですから、まずは、なんとか工夫して、頑張って、第二段階の「境地瞑想」に進むことです。

というと、熱心な人ほど、頑張ってしまいます。しかもその頑張り方が、境地瞑想に行けない方向に頑張ってしまいます。皮肉といえば皮肉なのですが、とても間違いやすい、迷いやすい点がありますので、ここで説明しておきます。

復習すると、第二段階の「境地瞑想」に向けて努力すべきことは、第一段階の「実践瞑想」において、「集中」「気付き」「棚上げ」の三つの作業（浄化三手順）を効率よく回して、「思考の種」を片付けることでした。

つまり、「思考の種を片付けること」が目的で、「集中」「気付き」「棚上げ」は、そのための「手段」です。ところが、マインドはすぐに、「手段」を「目的」化してしまいます。日常でもそうですが、瞑想中でもそのようになりがちです。

この場合、「集中」「気付き」「棚上げ」自体を、目的にしてしまうのです。すると、「思考の種」が既に片付いている場合でも、『集中』『気付き』『棚上げ』という作業を手放せなくなります。つまり、いつまでもマインドは仕事をし続けるということになります。

鵜飼の話で言うと、「水に潜って船に上がる」ことが「目的」になってしまって、もう水の中には魚が一匹もいないのに、また水にもぐって、魚を求めるという作業を繰り返すばかりになるのです。

実践瞑想をしているときのアタマの中は、とても忙しく、一種の緊張状態が続きます。確かにこの作業は、けっして楽ではありません。しかし、その手段を目的にしてしまうと、「何が何でも完全に綺麗に片付けるのだ」という感じになってしまいます。

すると、例えば、もし境地瞑想の入り口に通じる「道標」(後述する「呼び水」のデータ）を見つけたとしても、「これも、思考の種だ」と、棚上げしてしまいます。あるいは、せっかく第二段階に入れそうだったのに、「ここには思考の種がない。もっと思考の種のあるところに移動しよう」と引き返してしまうことになります。

少しでもマインドが動くとそれが「思考」になりますので、もし、何も「思考の種」がなくなったら、何も期待しないで、じっとそのままの状態でいることが大切です。

「寝てはいけない」と思いこみ過ぎてはいけない

これもまじめで熱心な人に多く見られる例です。瞑想会などでは、「瞑想中に寝る癖をつけると、瞑想は進展しないどころか後退する」と繰り返し説明されます。すると、まじめな人ほど「瞑想中に、絶対に眠ってはいけない」と強く意識します。

ただ、第二段階の入り口付近になると、何も考えることがなくなってきますので、実際には眠くはないのですが、現象としては確かに「眠りそうな感じ」になってきます。すると、「絶対寝てはいけないのだから、もしかすると、このまま瞑想を続けていたら眠ってしまうかもしれない。もし眠ってしまったら、そして、それに気がつかなかったら、瞑想中に眠る癖がついてしまうことになる。それは、まずい。だから眠りに落ちる前に、瞑想をやめよう」と瞑想をその時点でやめてしまう人が時々います。

これは、残念なことになっている場合があります。もう少しだけ、「眠りそうな状況」を保持できれば、そのまま第二段階の「境地瞑想」に入れたかもしれないからです。あるいは、既にもう「境地瞑想」に入っていたかもしれません。

「でも、もし眠ってしまったら、瞑想としては、致命傷になるんでしょ？　先生」などと、よく訊かれます。私の指導経験から言うと、そのように質問してくる人ほど、逆に、眠ってしまう懸念はほとんどありません。

また、本当に眠りそうになったら、印が解けますので、自分で分かります。それにも気がつかないで眠ってしまうと、今度は腰がガクッと来ます。つまり、居眠りで船を漕ぐようになってしまいますから、その時「ああ、自分は眠っていた」とはっきり分かります。

……ということを、私が知っているということは、実は私も、その経験が何度かあるということですが（笑）。とにかく、多少眠ってもいいと思って、そのまま静かな状況で、じっとしていてください。それがコツです。それに、一度や二度くらい眠ってしまっても、すぐには癖になりません。

また、初めて第二段階に入るときは、誰でもマインドを置いてきぼりで、一人で入って行く気がしますので、ちょっと恐い気持ちにもなります。一度でも第二段階に入れると、「なるほど、こんなものか」と、全然恐くなくなるのですが、しかしそのちょっとした恐さが、マインドをいつまでも、携えていたいと思うことになるわけです。

「私（マインド）は眠ってはいけないと言われている。眠りそうになったので、瞑想から抜けたのだ」とマインドは言いますが、本当のところは、「私（マインド）が置いていかれそうなので、瞑想を中止させた」のかもしれません。

「一度や、二度、眠っても大丈夫」と思って、勇気をもってさらにその先に進んでみることも大切です。

「棚上げ」のつもりで「棚下ろし」をしてはいけない

これも、熱心な人が陥りやすい罠（トラップ）なのですが、最初の例と同じように、手段が目的化したために起こります。

例えば「思考の種を棚上げして、マインドの机上を綺麗にする」のは「目的」です。しかし、マインドはすぐに「だから、どんどん棚上げしなければならない。ちゃんと棚上げしなければ……。ええと、さっきの案件は棚上げできたかな」と考えます。すると「さっきの案件」に意識が戻るわけですから、案件の棚上げをしているのではなくて、その逆に、案件の「棚下ろし」をしていることになります。

「本当に棚上げして、綺麗になったかどうかを確認する」などという確認作業自体が、「新しい思考」です。その思考そのものに気がついて、それもすぐに棚上げしなければならないものです。

ところが、狡猾なマインドは、いかにも瞑想の実践としての「棚上げ」をしている振りをして、新しい思考をどんどん作っているわけです。

また熱心な人ほど、瞑想中に必要な手順や教えを真面目に守ろうとするあまり、ついつい瞑想のやり方や注意事項そのものを、「これは思考ではない、例外事項である」としてしまうような罠に落ちることも多いのです。

マインドは「私は瞑想を上手にしようとしているのです。ですから、その諸注意事項を守ろうとしているのです。ですから、それを考えていても思考とはいえませんよ。注意事項を守らなければ瞑想はちゃんとできませんからね。だからこれは棚上げしなくていいのです」などと主張しますが、それこそが紛れもない「思考」ですから、それに気がついたら有無を言わさず、直ちに棚上げすることが大切です。

「私は瞑想が上手にできているかな?」という「考え」も「棚上げすべき案件」です。「これは、棚上げすべき案件だなぁ」という「考え」も、もちろん、「棚上げすべき案件」です。

何も考えないということは、瞑想の注意事項自体も、さっきの案件を棚上げできたかなという確認も、とにかくすべて棚上げして、何も考えないということです。

境地瞑想に行きたくないマインドは、あの手この手で、マインド自身が「思考停止」になることを妨害しようとします。その手に乗らないことが大切です。

「マントラに戻れ」にとらわれ過ぎてはいけない

マントラに関する罠もあります。なるべく早くマントラに戻ることが、早く棚上げすることに繋がりますから、私は「マントラに素早く戻ってください」という指導をします。

これ自体、間違いではありませんが、「マントラに素早く戻るということは、マントラをいつも唱えていることだ。何か別の思考をしても、すぐにマントラに戻れば、それで自動的に棚上げになっているのだ。つまり、マントラを唱えていると、思考の種は、どんどん片付くのだ。だから、いつもマントラを唱え続ければいいのだ」などと理解してしまった場合、これもいつまでも、第二段階に行けない弊害になります。

「棚上げ」とは、ある案件に「あとで考えよう」と、「済みラベル」を貼ってマントラに戻るようなものです。そうすると、その案件は「済みラベル」の貼ってある「済み案件」として棚上げしたことになります。しかし、強引にマントラを唱え続けていては、ラベルを貼るという作業が全然できません。

通常は、「マントラ」という最小限の小さい思考と比較して、それより大きな思考をマインドが持ち出してきたのを見つけて、それを先送りします。その時点で、「先送りした思考」は、「マントラ」より小さい思考になっているわけです。小さい思考というのは、優先順位が低いということです。一時的ではありますが、優先順位を下

マントラを軽視すると思考が片付く

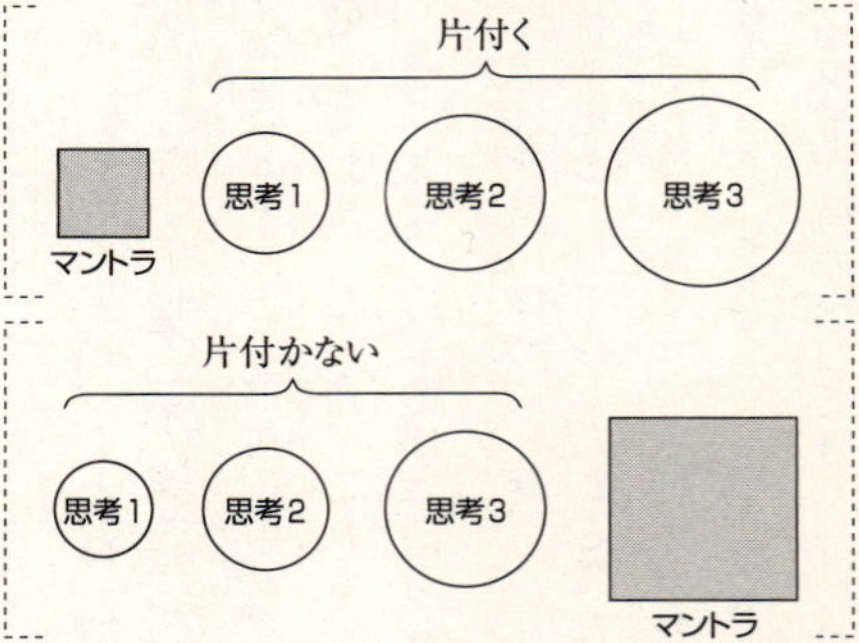

マントラを重大視する(大きく見立てる)と、それより小さな思考の種が片付かない。

げた表示ラベルを貼ったということです。

ところが、強引にマントラを唱えるというやり方だと、「マントラ」を「大きな思考である」と見立ててしまうことですから、「それより小さい思考」が、棚上げできないということになります。

例えば、「小豆の大きさのマントラ」を唱えていると、「スイカ大の思考」や、「カボチャ大の思考」はみんな出てきます。それらが片付くと、つぎに大きな、「リンゴ大の思考」や、「アンズ大の思考」も次々に出てきます。出てきたらそれを後回しにします。このように棚上げ作業が進みます。

ところが、マントラに戻るのを早くしよ

うとして、マントラを重大視していると、マントラの大きさが、例えばカボチャ大になっていますから、それより大きなスイカは出てきて棚上げできたとしても、リンゴや、梨や、ミカンや、アンズは、マインドの机上にゴロゴロと残ったままになります。つまり、いつまでもマインドの机上にある思考の種が片付かないということになります。

鵜飼の例で言えば、「鵜が魚を飲み込まないように、船に引き上げて喉を締めて吐き出させてください」というのを、「そうか、飲み込まないようにすればいいのだ」と、ずっと、喉を締め上げているようなものです。喉を締め上げられていると、たしかに鵜は魚を飲み込むことはないでしょうが、苦しくて魚を捕る意欲もなくなってしまいます。それでは魚を捕ることができません。喉は緩くしておいて、魚を捕る意欲は持たせたほうがよいのです。

マントラも同じです。軽く唱えておいて、マインドが他の思考に向かうのを許してよいのです。他の思考を見つけてきたら、それを取り上げるということです。それが「思考の種」を素早く片付けるコツです。

マントラを音楽にしてしまうと上手くいかない

また、マントラをまるで音楽のように、唱える人がいます。

そうなると、まるでBGMを聞きながら仕事をしているのと同じです。マントラを「♪オーン、ナーム、スバーハー」と音楽のように聴きながら、重要な案件を考えているようなものです。

そうなってくると、瞑想とは、BGMを聞きながら心配事やその他の案件を考える絶好の時間帯になってしまいます。すると瞑想が停滞します。前進しません。マントラは音楽ではないことを、しっかり確認することです。

これを改める方法はいろいろありますが、マントラを唱えるスピードを極端にゆっくりにする方法もあります。そうすると、意識が確かにマントラにいきますので、BGMではなくなります。もし、マントラを音楽のように唱える癖がついているなら、まず、この方法を行ってみてください。いつもよりゆっくりゆっくりと音節を区切ってマントラを唱えるということです。

もし、マントラを唱えるスピードがよく分からないようでしたら、呼吸と合わせてみる手もあります。例えば、吸う息に合わせて「オーン、ナーム」、吐く息に合わせて「スバーハー」。呼吸はどう頑張っても極端に早くはできませんから、マントラもゆっくりになるというわけです。

呼吸に集中し過ぎてはいけない

呼吸は瞑想を進める上で、とても大切です。いろいろな使い方ができます。私も、例えば瞑想の入門者に指導するときは、「呼吸に合わせて、マントラを唱えてください」と、スピードの調整に使ったりするほか、「マントラ」に意識を集中することができていない場合は、「呼吸に意識を持っていってください」と、集中するポイント（定点）として、マントラの代わりに呼吸を使ったりすることがあります。

呼吸は、定点としてはマントラよりは、とても大きいのですが、呼吸に意識を持っていくことによって、マントラの代用にも十分なるというわけです。

ところが、第二段階に近くなってきますと、マインドをそこに置いて一人で進むことになります。つまり、マインドがそろそろ用なしになるわけですが、マインドは置いて行かれては困ると思って、なにか仕事を見つけてしがみつきます。

「そうだ。呼吸を忘れてはいけないと言われていたではないか。もう少しで、呼吸を忘れそうになっていた。危ない、危ない」といいながら、マインドは、自分はまだ「呼吸に集中する」という仕事があるのだと、巧みに主張し始めます。

つまり、呼吸に意識を集中するという「仕事」をマインドが続ける限り、マインドの仕事を取り上げて、マインドを静かにさせることは期待できません。呼吸は、定点としては、確かに有用ですが、それに意識を当てていることは、つまりは「意識がある」「マインドがいつまでも仕事をしている」ということです。

呼吸は、瞑想ではとても便利な渡し舟です。向こう岸に渡るのには有用ですが、向こう岸に着いたら、その船から降りなければなりません。船に乗ったまま（呼吸に集中したまま）、向こう岸に上陸する（第二段階へ行く）ことはできないのです。

これは、呼吸を止めなさいとか、小さくしなさいとか言っているのではありません。第二段階に行くときには、呼吸は呼吸に任せて、気にならない、意識しないということが大切です。要するに、マントラも最後に棚上げするように、「呼吸」に対する意識も最後は棚上げすることが必要となります。

また、繰り返しになりますが、瞑想中は頭の中の作業でとても忙しいですから、呼吸の練習もその時に一緒にする、なんてことはできません。瞑想の邪魔にならない呼吸の仕方、つまり、自然で手間の掛からない呼吸の仕方は、なるべくふだんから練習しておくことが大切です。

◎「恐い感覚」に飛び込む勇気が必要

恐いものこそ得るものが大きい

これは基本的なことですが、誰のマインドも、瞑想が深くなるのを恐れています。なぜなら、瞑想が深くなってくると、アタマもカラダもマインドの支配下ではなくなってくるからです。

マインドの言い分は、「なにか急な状況変化が起こったとき、瞑想で深いところに行っていたら、私は迅速に動けませんよ。急な変化には対応できませんよ。それでもいいのですか？」という感じかもしれません。

これは、子供が暗い洞穴に入って行くときに、なんとなく「恐いなぁ」と思うのと似ています。そして、その恐さが強いと、ある程度まで進んでは、また洞穴の入り口にダッシュで戻って来るということになります。こうしたことを何十回、何百回、繰り返しても、そこから先に瞑想は進みません。

実際、人によっては、瞑想が深くなるに従って「なんとなく恐い」感じがしてきたり、第二段階へ進むのを躊躇している場合があります。その「恐さ」があると、瞑想が思ったように前進しません。足踏みしてしまいます。

勇気を持って、その先に進むことが大切です。その勇気を持つためには、「瞑想中に、自分に不利なことは何ひとつ起こらない」ということを、しっかり、マインドに納得させておくことです。

「恐い感覚」を楽しもう

確かに瞑想していると、目を瞑っていますし、暗いですし、なにやら恐そうなことが起こりそうに思ったり、また、実際に恐い映像が脳裡に浮かんだりすることもあるかもしれません。

でも、それは全てマインドが情報処理しているものですから、実体ではありません。目の前にそのものがあるわけではありません。頭の中の単なる情報です。その点をよく理解して、どんな恐い映像などが出てきたとしても、たじろがないことです。びっくりしないことです。

びっくりしなければ、マインドは「なんだ、びっくりしないのか。つまらないなぁ」という感じで、その映像を引っ込めます。つまり、「主人」を驚かせて、瞑想の奥に行かさないように、マインドがあれこれ画策しているだけだと思ってください。

例えば、大きな獰猛なトラが映像として出てきたとします。そのトラが、大きな真っ赤な口を開けて、自分に迫って来たとします。恐怖の映像です。そこで「きゃーっ、恐い」などと瞑想から抜けてしまっては、損です。

恐いものが出てきた時は、瞑想では「得」になることが多いので、「しめしめ、トラが出てきたぞ」と思ってじっくり観察してください。

「噛まれたらどうしよう」と思うとマインドの思う壺です。そうではなくて、「噛まれたら？　そうだね。噛まれたらどうなるか、見てやろうじゃないか。どうぞ、噛んでみてください」と開き直ってみればいいのです。

すると、まるで霧が消えるように、トラが消えます。マインドには、噛まれるところを想像するだけの想像能力、デザインの技量がないのだと分かります。もし、噛まれたら、噛まれてもかまいません。その後もどうなるか、全部最後まで観察すればいいのです。どのみち、マインドの想像力の限界が来ます。マインドの負けに決まっています。

また、恐いものや恐い感情は、大方は自分を守ろうとするプログラムが反応して、生じているものです。ですから、そのプログラムの抜去の時期が近づいてきている、抜去の前触れの場合もあります。「恐い」という感覚は瞑想では歓迎だ、と思っておいてください。

瞑想中に不利なことは決して起こらない

瞑想中、確かに、意図しないのに自動的にカラダのストレッチが始まったり、顎が動きはじめたりすることがあるかもしれません。でもそれは、必要があってそうなるのです。

境地瞑想になると、自動的に過去の閲覧が始まって、なにか古いプログラムが変更されるかもしれません。でも、それらは必要があってそうなるのです。

それを実施しているのは、「マインド」ではなくて、「本来の自分」です。本来の自分にとって必要なことが起こっているのであって、不利なことは絶対に起こりません。しかし、マインドにとっては不利なことが起こる感じをマインドが持ちますので、それで「恐い」という感じになるわけです。

プログラムの見直しが起こるときも同じことが言えます。プログラムの作成に際して、学習の元になったリアルな体験や状況は、完全に忘れてはいませんが、毎回思い出すのは辛い、というものが多いわけです（例えば熱い鍋の蓋で火傷をした、ひどい折檻《せっかん》を受けたなど）。そのような体験を封印するために、それをプログラムとして、エッセンスとして設えているわけです。熱い鍋の蓋は触らないようにするプログラムは常駐していますが、「熱い鍋に触れた感覚」などは封印しているということです。

ところがその体験を再度引き出そうとすると、それは思い出すのも嫌な体験なので、思い出すことをマインドは阻止しようとします。つまり「これ以上進むと、恐いところに行きます。危ないですから、進まない方がいいです」と主張するわけです。つまり逆に言えば、そのように「恐いところ」にこそ、捨てるべきプログラムの元の体験が潜んでいる場合が多いということです。

また、再体験をして解釈が変わってプログラムを抜去した後は、元の体験を再度思い出しても、何の情動も起こらなくなります。拍子抜けするくらいに無感動な映像になります。これは元の体験に情動が付随して記憶されているのではなく、情動は思い出す度に、プログラムにより毎回、現実の肉体を使って起こされていたのだということを示しています。

ですから、プログラムが抜去されれば、「記憶情報」からでも「外部情報」からでも、つまり思い出しても、あるいは現前の事象からでも、それに対応するプログラムがなくなっているので、情動は二度と起こらないということになります。

情動のような大きな記憶を収納するのは、スペースの無駄ですから、「『情動』は記憶域に持ち込まない」というのは、考えてみれば合理的な記憶方法だと納得できます。

したがって、プログラムが抜去されるときに感じる「実際に鳥肌が立ち身震いするような恐怖」は、再体験時に一回きりということになります。

私は、瞑想がどんどん進んでいる時は毎晩のように、この大小様々な身震いするような再体験を楽しんでいましたが、そのうちネタが尽きてきて、次第に身震いをするようなことは残念ながら起こらなくなってきました。

そしてあるとき、私は「ビッグバン」と呼んでいますが、「プログラムの残り全部、一気抜き」とでも言うべきものが起こりました。その時は、それはものすごかったですが、これ以降の思い出しは、すべて「情動なし」になりました。贅沢を言わせていただければ、ブルブルするスリルがあった頃が懐かしいような、ちょっと残念な感じですね。

瞑想を楽しむというスタンスが必要

瞑想はとても楽しいものです。もし、瞑想が面白くないものだという観念が知らぬ間にできているなら、それは払拭する必要があります。

面白いか、面白くないかの違いは、毎回、同じことをしているのか、毎回違うことになるのかの違いです。毎回同じ「瞑想」をして、毎回同じなら、確かにだんだん面白くなくなってきます。「瞑想を楽しむ」ということができなくなります。

瞑想が上達する人と、なかなか上達しない人の違いは、瞑想を楽しんでしているかそうでないのか、つまり、前向きに自分のこととしてやっているのか、それとも義務のように、仕事のように瞑想しているかの違いです。

確かに瞑想は、すごく調子よく進展する時もありますし、少し停滞する時もあります。でも、これだけは言えますが、毎回同じように瞑想をしたとしても、その内容は、一回たりとも同じものはありません。また、それに伴う新しい変化、展開も必ずあります。

それはまるで、毎回11人対11人で行うサッカーの試合が、どれひとつとして同じ試合内容にはならないことと似ています。もし、サッカーという競技に興味のない人なら、どれも同じようなゲームに見えると思いますが、サッカーが好きで、観戦を楽しんでいる人は、どの試合もすべて、別々の試合に見えます。どれひとつとして同じものはありません。ビデオで昔の試合のワンシーンを見ても、これは、何年前のあの時のだと分かるくらいです。

瞑想もそれと同じように、毎回毎回、かならず前回とは違うことが起こっています。どれひとつとして同じものはありません。その微妙な変化に注目することが大切です。大きな変化や体験だけを求めていると、それはなかなか得ることができませんが、小さな微妙な変化は、どんな瞑想にも必ず毎回あります。

瞑想の本に書いてあることや、瞑想会の先輩が語ることは、概して大きな変化や体験についてのものです。でも、それが瞑想のすべてではありません。瞑想しているとき、アタマの中では、本にも書かれない、誰も口にしたこともない、言葉にもならない、とても微妙で小さな変化が、毎回刻々と、まるで海辺の真砂が動くように、朝の山の霧が休みなく動くように起こっています。

その小さな微妙な変化に気付くことです。そして、それが分かるようになると、さらに、瞑想を楽しむことができるようになります。「ああ、本当に瞑想は面白い」と、座ることが本当に楽しみになります。

また、瞑想をした後の自分の一日もよく観察してみましょう。見方、考え方、感じ方が随分、違っているはずです。それもとても嬉しい発見です。

◎大きな棚上げしにくい案件(しぶとい案件)をどうする

ふだんでも、心配が止まらなくなったり、怒りがおさまらなくなったりすることがあります。そうなると、心は地獄のようになり、とても苦しくなります。このような案件は、なかなか瞑想中に棚上げできず、困るものです。これらを「しぶとい案件」と呼んでいますが、ここでは、そのような「しぶとい案件」が出てきた場合の、いろいろな「棚上げ」の工夫を紹介しましょう。

これらの工夫は、瞑想中でも活用できますし、ふだんの生活でも、マインドがクヨクヨと後悔したり、ウツウツと同じことを考えたり、イライラと焦ったり怒ったり、オロオロと心配している時等にも使えますので、覚えておいて使ってみてください。

なお、心の傾きを変化させる方法である「宝彩有菜の愛と欲の8要素表」を、しぶとい案件の棚上げとして活用することもできます。これは、日常でも効果を発揮する、より包括的な心の修養ですので、第4章で詳しく説明することにします。

大風呂敷で棚上げする方法

どんな「しぶとい案件」もそうですが、例えば大きな心配も、その案件に複数の索引が多面的についています。したがって、いったん棚上げしたと思っても、また別の面からその問題が引っ張り出されてしまいます。ひどい場合は、何を聞いても何を見ても、すぐにその重大な案件に思考が走ってしまう、という状態になります。

それはまるで、壺の中に大蛸を押し込もうとしても、蛸の足が外に残っていて、押し込めても押し込めても、するりと逃げてしまうようなものです。

そこで、まず「大風呂敷方式」と私が呼んでいる方法を紹介しましょう。これは、八本足の蛸のようなしぶとい案件を「大風呂敷」で足も全部まとめて包み込んで、棚上げしようというものです。

大風呂敷棚上げ方式には、①「個別命名方式」と②「四文字言葉方式」があります。

①個別命名方式

「個別命名方式」とは、出てきた案件に名前をつけて、棚上げするものです。

例えば、試験を受けたあと、試験の発表の日まで何日か待っているとします。待っている間ずっと合否が気になっていますが、そんなとき、もし瞑想すれば「試験は合格だろうか、どうだろうか」と、すぐにその思考が始まります。「後で考えよう」と棚上げしたとしてもまた、同じその案件が出てきてしまいます。

これは、「落ちる」という言葉を聞けば、「ああ、試験はどうだっただろう」と連想したり、「合羽《かっぱ》」という字をみても、「合……合格？ 試験はどうだろう」とすぐに連想して思考が開始するのと同じ仕組みです。蛸の足どころではなく、まるで百足《むかで》の足のように、その案件に沢山の索引がついていて、いったん棚上げしてもどこかが引っ張られて、またすぐに考え始めてしまうというわけです。

このような索引が沢山ついている「しぶとい案件」は、「大風呂敷でまとめて」棚上げしましょう。具体的には、その案件全体を適当な言葉でネーミングしてしまうのです。この場合だと、例えば「試験結果の件」というネーミングにしておけば、その案件で思考がはじまったら、「あっ、これはまた先ほどの思考と同じだ。試験結果の件だ」と、すぐに「試験結果の件」とラベルを貼って、そのまま棚上げしてしまうという方法です。

ほかにも例えば、「病気になったらどうしよう」とか、「お金がなくなったらどうしよう」とか、「会社が倒産したらどうしよう」とか、「いい人が現れなかったらどうしよう」などという案件なら、「病気の件」「破産の件」「婚活の件」と、大風呂敷でまとめてラベルを貼るわけです。その結果、たくさんの索引があったとしても、一律に素早く対応でき、棚上げが早くなるということです。

これは逆に言えば、同じひとつの心配事に対して、多方面からアプローチしている自分の思考の状況に、素早く気付くということでもあります。

②四文字言葉方式

さて、前述の「個別命名方式」を標準化した「四文字言葉方式」というものもあります。

大風呂敷でくくらなければなかなか棚上げできないしぶとい案件というのは、よくよく観察してみれば、どれもこれも、こうあって欲しいという自分の「欲」が絡んだものが多いです。ですから、これを一般化、標準化して、適用を素早くしようというわけです。

個別命名方式は、例えば「試験結果の件」「病気の件」などと個別にラベルを貼って、一括棚上げを図るものでした。しかし、そうすると「ええっ、そんな重大なことを棚上げしていいんですか」とマインドがいちいち抵抗します。そこで、マインドが抵抗しないような良いネーミングができればいいのですが、そんなことを瞑想中に考えるのは面倒です。

そこで、「これは、結局『大願成就』ってことだね」とか「これは、結局『無病息災』を願っていることだな」などと、願っていることを、標準的な四文字言葉で言い換えてしまうのです。

すると、マインドも「そうですね、願っているのは『無病息災』ですね」と「病気の件」よりは納得しやすいのです。

標準的な、使い勝手の良い四文字言葉は、「大願成就」「無病息災」「商売繁盛」「家内安全」などでしょう。他にもありますが、これくらい覚えておけば、大概の大きな案件を、大風呂敷で包むことができ、簡単に棚上げができるようになります。

自分が何を願っているのか、望んでいるのか、それを的確にたった四文字で認識できれば、マインドも「そうですよ。私は『家内安全』を考えているんですよ」と納得しやすいということです。マインドが納得したら、「そうか、そうか、でも、それは今は考えないで、瞑想が終わってからゆっくり考えようね」と、ごっそりまとめて取り上げて「棚上げ」できるわけです。

想定問答をつくっておく方法

例えば、「堂々巡り」など、マインドが考えはじめるとなかなか止まらない形に入り込んでしまって、結果「しぶとい案件」になっているタイプのものがあります。

これは「前方しか見えない」というマインドの特性として、仕方がない現象です。「恨み」などの堂々巡りは、瞑想中に出てきたら、なかなかその思考を棚上げできません。上達すれば瞑想中に棚上げができるようになりますが、もし、できないようであれば、瞑想中に頑張るより、いったん瞑想をやめて、棚上げするための方法を探して、忘れないように紙に書いておくことです。つまり瞑想する前に、堂々巡りの止め方を、紙上で前もって練習しておくわけです。その方が結局、瞑想も早く上達します。

具体例でやってみましょう。まず、自分の「堂々巡り」が、どのような形になっているのかを紙に書いてみます。

【例】
（1行目）私は、今不幸だ。
（2行目）その不幸は、あいつが、私にあんなことをしたからだ。
（3行目）あんなことをしなければ良かったのに。
（4行目）あいつが悪い。
（5行目）あんなことをして許せない。
（6行目）弁償させるか、仕返ししたい。
（7行目）でも、できない。
（8行目）私は、依然不幸だ。（1行目に戻る）

そして次のように分析しておきます。

「8行目から1行目に戻っているから、これは完璧な堂々巡りだ。つまり、私の思考も堂々巡りをしているということだ。過去を変えることもできないし、たとえ仕返ししても、私が幸福になることはないのだ」と現実をしっかり認識します。つまり、この案件は考えれば考えるだけ思考エネルギーの消耗であり、損になる「堂々巡り」だということを、しっかりと、マインドにも分かるように損得勘定で、理解しておくということです。

とはいえ最初のうちは、この堂々巡りから抜けることは、なかなかうまくいかないと思います。イエスは「汝の敵を愛せよ」と、恨みの堂々巡りからの抜け方の極意を教えています。確かに正解ですし、強力な方法ですが、いきなりそこまで行くのは難しいですね。

でも、大丈夫です。このように紙に書いておいて、「恨みの堂々巡りの件」とでも命名しておくと、瞑想中に出てきても、わりと客観的に「ああ、また、あれか。考えると損になるやつか」と、そのことを延々と考えずに、まるごと棚上げできます。そして、棚上げできると実感できますが、そのことを考えなければ、実は苦しみもないのだと分かってきます。

ほかにも、アタマの特性が原因で、なかなか抜けられなくなってしまう思考パターンがいくつかありますので、代表的なものをここに書いておきます。どれも、抜けられなくなって気分が悪くなったり苦しくなったり、つまりアタマが「地獄」のような状態になりますので、あえてそれぞれ「〇〇地獄」という名前にしています。

「堂々巡り地獄」

「堂々巡り地獄」とは、先ほどの例の8行目から、1行目に戻るような形のものです。「ループ地獄」とも呼んでいます。思考がスタートした地点にぐるっと回って戻って来る形の地獄です。「恨み」「復讐」「後悔」「失望」「落胆」など過去の案件がこの形になりやすいです。

やりかえられない過去を、やりかえようとするようなセンテンス、つまり、「論理的に決して叶うことのない願望」が途中に入っていると、このパターンになります。抜けられなくなります。例えば、「あの時、ああすれば良かったのに」などの、「仮定法過去」のセンテンスが入っていると、ほとんど確実に、この堂々巡りになってしまいます。過去を変えることは誰にもできませんが、それをずっと望み続けるということになるわけです。

また、堂々巡りのセンテンスの中に、「あの時私は、ああすれば良かったのに、なぜそのように行動しなかったのだろう」のように、「自分の行動」を責めるセンテンスが入っていると、その堂々巡りを高速で回すうちに、すぐに「後悔」になります。また、「あの時に、『あの人』があんなことをしなければ良かったのに。『あの人』のせいだ」と、「他人の行動」を責めるセンテンスが入っていると、それを高速で回すうちに、「あの人」がハイライトになって浮かび上がってきますから、すぐに「恨み」になります。

さらに、それを高速で回していると、ついには「復讐」「仕返し」を決行したくなってきます。この苦しい堂々巡りを抜ける道は、それしかないように思えてくるわけです。こうした「恨み」系は、とても危険な堂々巡りといえます。

しかし、復讐、仕返しをしても、過去を変えることはできませんし、それによって、今自分が不幸になっているという認識を変えることはできません。復讐や仕返しは、考えることすら無駄なことです。

このような「堂々巡り」は、マインドの思考エネルギーを無駄に消耗させる、最も不経済な思考のパターンのひとつです。

「無限地獄」

「無限地獄」は、無限に続くので「エンドレス地獄」とも呼んでいます。考え出したら答えがないので、いつまでも、マインドが考え続けて止まらなくなる形の地獄です。

例えば、「宇宙は何のためにできたのか?」とか、「神はいるのか?」とか、「死んだらどうなるのか?」とか、「前世は何だったのか?」などです。

誰にも、はっきりしたことが分からないことを、マインドが、あたかも自分が考え続ければ分かるような気になって、考え続けることです。

これは、マインドに、「疑問」があれば「答え」が出るまで、なるべく頑張って考えるという性質があるために、起こるものです。

この「無限地獄」から抜け出すためには、「人間にはいくら考えても分からないことがある。そのようなことを考えるのは思考エネルギーの浪費だ。無駄遣いだ」と、しっかり認識しておくことが大切です。マインドは案外、経済的合理性がありますので、それが納得できると、「それなら考えても損だ」と止まりやすいのです。

例えば、「死んだらどうなるのか?」という疑問で「無限地獄」になっている場合でも、瞑想の棚上げがちゃんとできるように上達していると、「それはあとで考えよう」と先送りができます。極めると「死んだら、その時、考えよう」というところまで、先送りできるようになります。

つまり、生きているうちは、考えないということです。人生は忙しいですから、考えても無駄なことを、あれこれ考えている暇はないのです。

「死んだらどうなるのか？」などというのは、いずれ、千人が千人とも確実に分かることです。これを生きているうちに分かったところで、それで何の得にもなりません。一秒考えるだけでも、今の人生が一秒の損です。

「相反地獄」

「相反地獄」は、またの名を「ハムレット地獄」とも言います。「To be, or not to be.」は「生きるべきか、死ぬべきか」が定訳ですが、これを「生きたくもあるし、同時に、死にたくもある」という状態だとすると、明らかに矛盾しています。相反する欲の両方を同時に満足させるような答えは出せません。

例えば、「会社に行きたくないが、ボーナスはたくさん欲しい」では、矛盾していますます。「運動はしたくないが、身体は鍛えたい」とか、「努力はしたくないが、認められたい」など、分かりやすいものもありますが、「食べたいけど、食べたくない」とか「好かれたいけど、嫌われたい」とか、他人から見るとわけの分からないものもあります。自分がいろいろと矛盾した両欲を立てていないか、それを事前に紙上でチェックして確認しておくとよいでしょう。

マインドは強欲ですから、あれも欲しい、これも欲しい、あれもしたい、これもしたいと思考を膨らませますので、その中に矛盾した項目があると、すぐに、この相反地獄に陥ります。

この考え方は矛盾している、と分かった瞬間に、「私ってなんて強欲なのでしょう」と思ったり、マインドの強欲さに呆れたりすると思います。すると、それと同時に、マインドは、叱られた子供が大人しくなるように、もうそれ以上考えるのをやめます。

「入れ子地獄」

「入れ子」というのは、例えば、鏡を向かい合わせに置くと、鏡の中に映った画像がそのまた次の鏡の中に映って、無限に遠くまで続いていく様子を言います。あるいは、ビデオカメラのモニターのテレビを、そのビデオカメラで撮ると、画像の中にモニターが映って、その中にまたモニターが映って、その中にまたモニターが映って、と無限に奥に繋がっていく画像になります。このような現象を「入れ子現象」と言います。

マインドも、思考をしているときに、そのような入れ子現象になることがあります。これも、なかなか抜けられないので、これを「入れ子地獄」と呼んでいます。

例えば、外出したときに、鍵をかけたかどうか、火を消したかどうか、気になることがあります。そのような場合に、抜けられない「入れ子地獄」になりやすいです。「火元を消したのを確認したかしら。どうだったかなぁ、確認したかなぁ」と考えているとき、このときマインドは、次のような図式の思考に走っています。

(((火元を消した)←それを確認した)←それを確認した)←それを確認した?)

このように、「(確認した)のを確認したか?」というのが永遠と続く入れ子の状態になるわけです。

重大なことほど、「確認したという自分の行動」を、さらに何度も確認しようとしますから、その時に、この入れ子の形になって抜けられなくなってしまうのです。

ひどくなると、せっかくレストランにいるのに、いても立ってもいられなくなって、「スミマセン、ちょっと用を思い出したので家に帰ります」と食事の途中で抜け出して火元確認に家まで帰ったりします。また、「細菌がついているかもしれない。手をちゃんと洗ったことの確認をしたい。ちゃんと洗ったかな?」などと始まると、すぐに、この入れ子地獄になる場合もあります。

これは、マインドの「思考機械としての特性」ですから、そのような「地獄」になりやすいのだとよく理解しておくことが大事です。

事前確認法

例えば「あの人にメールを送ったけれど、返事がない。催促のメールを送ってみようか。どうしようか」などと、アレコレ考えている場合、それらもなかなか棚上げしにくい案件になります。もう少し考えれば、もう少し条件が揃えば結論が得られそうな場合です。

このような案件が、瞑想中に必ず出てくると予想できるなら、瞑想の前にあらかじめ対応を考えておきます。つまり、それは瞑想していないときでも、同じ答えになるものです。

この場合ですと、例えば「明日の12時まで待って返信が来ない場合は、こちらからメールを送る」とか対応を決めておけばよいわけです。「12時がよいのか、10時がよいのか、また迷ってしまう……」となかなか決まらない場合は、とりあえず「明日まで待つ」などとします。「とりあえずの答え」を、とりあえず決めておくやり方です。

これを試してみると、とりあえず決めたことでも、十分生活が軽快に回っていくということに、気がつくと思います。すると、細かく考えても仕方ないことに貴重な思考のエネルギーを注ぎ込んで生活していた、つまり、無駄なことをしていたことが分かってきます。

このように、瞑想中にアレコレ考えて棚上げをするのではなく、事前に棚上げをスピードアップできるような準備をしておくことが、瞑想を上達させるコツです。そして瞑想が上達すると、ふだんから「考えても仕方ないことの棚上げ」も上手になってきます。そして、実は、日常の心配事を考えているマインドの働きのおよそ90％以上は、「考えても仕方ない考え」つまり「不経済な考え」だと分かってくると思います。

お任せ方式

マインドは心配事があると、「どうしよう、どうしよう」と考え続けます。想定される場面や状況をなるべく多岐にわたって想定して、しかも、それへの対策をどうしようかと、本当に多岐にわたって考えます。それらの考えは、まるでポップコーンの種が、ある温度になると一斉に膨らみ始めて、瞬く間に鍋一杯になるように、あっという間に膨れ上がってしまいます。

そのような「心配」に対して、ポップコーンの種をひとつずつ拾い上げて棚上げしていたのではとても間に合いません。というか、そもそも、そのように爆発的に思考を増やさないようにする方法を工夫する方が賢明です。

それには、鍋の温度を上げないことです。「どうしよう、どうしよう」と思わないことです。しかし、「どうしよう」ではなくて、「どうしようもない」と思うのでは、ちょっと元気が出なくなりますね。がっかりした感じになります。

具体的にはこうします。「どうしよう」と自分で考えるのをやめればよいのですから、「成り行きに任せる」にします。例えば、「神様にお任せします」「仏様にお任せします」「〇〇様にお任せします」です。これで一応、マインドは「任せたのだからもう考えなくてよい」と思います。「考え」を手放せます。

神様、仏様、あるいは宇宙でも、大自然でもいいですが、自分より大きな何かを想定して、それに任せるということ、これを「お任せ方式」と言います。これをしますと、この抜けにくい「心配」から抜けることができます。「分からないことは考えない」という合理的な割り切った態度が取れるようになります。

ただし、任せたときに、「良いようにしてください。悪いようにはしないでくださ い」などと、付け加えると、それは、任せたことになっていません。そこにまだ意識が、つまり「欲」ですが、それが残ってしまいます。任せるなら、100パーセント任せることが大切です。自分の欲を捨てて、全て任せて、全て忘れる。大きな心配は神棚に上げて「忘れる」ことが、この棚上げのコツです。

◎境地瞑想に入るコツ

完全に片付ける必要は、実はない

第二段階の「境地瞑想」に早く行くには、もちろん、第一段階の「片付け作業」を早めに終了させることが大切ですが、よくよく考えてみれば、「片付け作業」の目的は、「もうここには仕事がないよ」ということをマインドに納得させて、瞑想を第二段階に進ませようということです。

本来の目的は、片付けることそのものではなく、第二段階に進むことです。であるなら、少々片付いていなくても、第二段階に入れるのなら、入った方がよいわけです。

「そんなに強引に、第二段階に入ったとしたら、マインドの机上には思考の種が残ったままになりますが、いいのですか？」という疑問がわくかもしれませんが、「思考」は、「行動（プロセス）」ですから、マインドが思考の種を追いかけさえしなければ、そこには「思考」はないわけです。たとえ少々「思考の種」が残っていても、マインドがそれを見なければ、そこに「思考の種」は見えないということです。
つまり、思考の種を残したままでも、第二段階に進めれば、結果としては同じことなのです。境地瞑想になれば、残っているかもしれない「思考の種」は、一括で棚上げされて「後回し案件」になってしまうということです。「考えなければ、『考え』は無い」のです。

境地瞑想に入ることができると、その先は一本道ですから、瞑想は順調に迷いなく進みます。ですから、いかにして手早く第二段階である「境地瞑想」に入ることができるかが、ポイントになってきます。

もう一度言うと、基本的には、第一段階の「思考の種」が十分綺麗に片付いたら、マインドは現在情報については何もすることがなくなるので、「それでは、過去の未整理事項でも整理しようか」と第二段階に進み、過去に向かいます。

普通は、そのように過去の閲覧が自動的に始まりますが、これを、少し手助けできるようなコツがあります。境地瞑想には入っているようだけど、過去の記憶の閲覧がなかなか始まらない場合は、以下のコツを使ってみるとよいと思います。

また、このコツは、境地瞑想の手前から効きますから、いわば、第二段階に突入する少々強引なワザだともいえます。

第二段階に行きやすい「呼び水」を準備する

その工夫とは、過去の記憶のライブラリーに行きやすいように、意図的にルートを開発する方法で、これを宝彩瞑想会では、「呼び水」と呼んでいます。

手押しポンプのシリンダー内の水が切れて、ピストンが上手く働かなくなったときに、シリンダー内に少し水を入れてやると、ポンプが作動して、井戸水をどんどくみ上げ始めます。その最初に注ぐ水のことを「呼び水」と言いますが、それと同じで、似たものを少し提供しておくと、膨大な本体が呼ばれてくるということです。

具体的には、瞑想に入る前に、過去の楽しかったこと、それに関連するものごとも含めて、思い出せるものを、なるべく沢山思い出しておきます。何かテーマを決めると作業が楽です。例えば、自分が好きだった「おもちゃ」とか、小さいときに行った「お祭り」とか「遠足」とか、あるいは「鍋料理」とか。すると、それらの思い出のデータは、マインドの机上に残ります。でも、そのデータは、過去のライブラリーから実際に持ち出してきたもので、「思い出しのルート」は使ったわけです。

　そのような準備をしてから、瞑想を開始し、マインドの机上を片付け始めると、その「思い出のデータ」も、片付ける対象として、「集中」「気付き」「棚上げ」の中で出てきます。

　そこで普通は、「これはマントラ以外の思考だ。今は瞑想中だから後で考えることにして、またマントラに戻ろう」と、そのデータを棚上げしますが、「呼び水」として故意に積み上げておいた「思い出しのためのデータ」が出てきた場合は、棚上げをしないで、そのまま、その映像や、その思い出とともにその場にいるようにします。

　例えば「鍋料理」を呼び水として思い出しデータに使い、鍋料理に関する様々なことを断片的に思い出していたなら、その続きや関連を探ります。例えば、「この鍋料理の中はどんなだったか」とか「自分は何が好きだったか」とか「このときの部屋の様子はどんなだったか」と、その過去のデータの周辺やディテールを、気分が向くままに眺めます。見るようにしてみます。

　すると、「ああ、そうだ。鍋の隅の方の、豆腐と糸蒟蒻《いとこんにゃく》はいつも私が入れる係だったのだ」とか、「ああ、そうだ、食堂の壁には、丸い鳩時計がかかっていた」などと、今まですっかり忘れていたことを、まるでその場にいるようにリアルに思い出します。もし、そのような「思い出し」が始まったら、さらに周辺や細部を探ってください。どんどん思い出していけると思います。あまりの懐かしさに涙が出そうになることもあると思います。そして、自分の幼い頃からの膨大な記憶にびっくりすると思います。

これが「呼び水」方式による、第二段階へ入る工夫です。記憶を辿るルートを事前にわずかでも活性化、拡張化しておいて、そこを使おうというわけです。

呼び水1「左手で絵を描く」

次に、具体的に、どのように「呼び水」をつくるかということですが、宝彩瞑想会ではよく、左手（利き手でない方）を使って、例えば、幼い頃一番好きだったおもちゃだとか、一番好きだった食べ物だとかの絵を、画用紙にクレヨンで描きます。楽しい思い出の方が、過去のライブラリーの扉を開きやすいので、なるべく楽しいことを思い出すようにしています。

ゆっくり、リラックスして描いていると、そのおもちゃのディテールや、その頃のできごとなど、なんとなく思い出すかもしれません。それが呼び水としてその後にする瞑想の時に効いてきます。過去の情報に進む「道標」になります。

利き手で描くと、どうしても綺麗に描こうとしたり、正確に描こうとしたりと、手の方に意識が行ってしまいますので、利き手でない方で、絵の上手下手は気にしないで描きます。その方が、本当の記憶やその記憶の周辺の思い出し作業の方に、意識が行きやすいからです。

呼び水2「連想ゲーム」

ほかにも、言葉を使って連想ゲーム風に「呼び水」作りをすることもあります。

例えば瞑想に入る前、車座に座っている参加者に『お風呂』と聞いて思い出すことを、順番に言ってください」と課題を出します。すると、それぞれの参加者から「石鹸」「タオル」「シャンプー」などなど、どんどん出てきます。幼い頃の思い出に関するものも出てきます。「水鉄砲」「シャンプーハット」「船」「ゆず」とか。そして、一見あまり関係ないことでも、その人には関連あることが出てきます。「おじいちゃん」「コーヒー牛乳」「氷柱」など。時間で区切ってやめてもいいですし、同じものが何度も出てきたり、「パス」が多くなってきたら、そのあたりで連想ゲームを終わりにしてもいいです。

そして瞑想に入るまえに、参加者に、「いつもは雑念が出てきたら、それを棚上げしてマントラにもどりますが、今やった連想ゲーム、つまり、お風呂関係のものが出てきた場合は、棚上げしなくてもいいです。さらに、思い出せるものがあったら、思い出してください。その時の自分を思い出したら、一緒に居てあげてください。その時の家の様子などが思い出されたら、それを見ていてください」などと言います。そのように「棚上げ」しなくてもいいもの、例外を設定しておいて、瞑想に入ります。

この方法で、多くの人が過去のライブラリーの扉を開けることができています。

ちょっと強引な方法ですが、参加者全員であれこれ連想して「呼び水」を作る方法は、自分では忘れている、あるいは、ほぼ忘れかけていることも思い出せたりしますので、とても強力で有効です。いろいろな年代のタイプの違う仲間がいると、良い連想ゲームになりますし、もちろん同じ年代でも、「そうそう、あの時、はやってたあのおもちゃ、覚えてるっ！」というような、共通の思い出があったりします。

もちろん一人でも二人でもできますが、何人か仲間がいるとさらに、楽しく良い呼び水づくりができます。

呼び水３「クエスチョン」

プログラムの変換は、過去を再体験することによって容易に可能ですが、なかには、そのプログラムを作った過去をなかなか再体験できないものもあります。繰り返しの経験や、習慣などで覚えたものは、原体験があまりクリアではない場合も多いです。この呼び水３「クエスチョン」方式は、瞑想の第二段階に進むためのものというより、習慣的な体験で作成されたプログラムの原体験あるいは、元解釈へのアプローチに効果のあるものです。原体験、元解釈への「呼び水」です。

例えば、「女の人が泣き出すと、どうしてよいか分からずオロオロしてしまう」というプログラムがあって、それに困っていたとします。しかし、再体験できないので、そのプログラムが変更できない、という場合です。

そのような場合は、「どうして私は、女の人の涙に弱いのだろうか？　その理由を教えてくれ」と、ふだんの生活でそのテーマに気がついた時に、マインドにその都度言っておきます。具体的には、「女の人が泣くと嫌だなぁ。泣かせないようにしよう」などと思うのではなく、「なぜ、私は女の人が泣くとパニックになってしまうのだろうか」「私はなぜ、泣き出さないように必死で収めようとするのだろうか」などと、自分の自動反応に「変だなぁ」と「?（クエスチョン）」をつけておきます。

それらのクエスチョンが沢山たまってくると、瞑想したときや、瞑想のあとにでも、例えば「そうだ、妹が泣き出すと、必ず親父が私をぶん殴っていた」などと思い出すかもしれません。すると「なるほど、小さいときはそれが恐怖だったのだ。だから女の人が泣きそうになると、なんであれ私はパニックになるのだ」というふうに、深く納得できる瞬間がくることがあります。

すると、その時点で「自動反応のプログラム」ではなくなります。以降は例えば、女の人が目の前で泣き出しそうになっても、「この女の人は本当に悲しくて泣いているのか、それとも『涙』を武器に使っているのか」などと冷静に、かつ温かく優しく、余裕をもって判断できるようになります。自分の自動反応のプログラムがひとつ消えたことが実感できます。

「男の人の大声は嫌だ」とか「チェッ」という舌打ちは大嫌いだとか、自分が普通の人より異常に敏感に反応することで、自分でも少し「変だなぁ」と思うことがあったら、この「クエスチョン」をつける方式をしばらくやってみてください。すると、マインドも無意識で反応できなくなってきて、時期が来ると、「熟した柿が自然に落ちる」ように、原因が理解でき、解釈の改正が行われて、不要なプログラムが自然に落ちてしまいます。瞑想を継続していると、それが早くなります。

第4章

日常生活と瞑想

◎自分の「思考」と「欲」に敏感になろう

マインドを「調教」する機会はたくさんある

瞑想は、思考を手放す方法を繰り返し練習するわけですが、じつはそのやり方は、日常生活を送っているときでも、効果を発揮します。

つまり、瞑想の浄化三手順である「集中」「気付き」「棚上げ」が上達してくると、ふだんの生活でも、マインドが何を考えているのかを、その時々で客観的に観察できたり、また、すばやく考えを切り替えて他のことに注意を移したり、といったことができるようになります。すると例えば、苦しい「堂々巡り」をしているマインドをその渦中から簡単に救い出したり、心配や不安の暗い淵に沈んでいても、容易に脱出させることができるようになります。

このように、瞑想が上達してくると、その手法を活用して、ふだんの生活の中でも頭を常に爽やかに保つことができ、日常がより明るく、より幸せになってくるわけです。

また一方、ふだんからマインドを上手に使う練習をしていると、瞑想自体がさらに上達します。つまり相乗効果があるのです。

日常生活には、瞑想中と違って、マインドが様々なものに執着して考えを膨らませようとする機会、端的にいえば「欲」を起こす機会や、外部からの情報が山のようにあります。それらについて様々な工夫を適用したり、研究や実践をしてみる機会、つまり修養する機会に事欠かないと言えます。

思考を走らせる「欲」の正体

「欲が有ると苦しく、欲が無いと苦しみもない」。こういう言い方は、一見、正しそうに思えます。したがって、苦悩を消して幸せになるには、「欲を捨てなければならない」と発想しがちです。

でも、欲はそう簡単には捨てられません。諦めたり、我慢することならできますが、それでは幸せになれません。ですから、欲を消そうとするわけですが、直接的に、欲を対象として消そうとするとうまくいきません（また実際、無理に欲を消すと身体に良くない場合もあります）。

では、なぜ欲を直接、消すことはできないのでしょうか。

まず、欲の種類から考えてみましょう。欲には、「生理的・肉体的欲求」と、「精神的要求」があります。

生理的・肉体的欲求は、「食欲」「睡眠欲」「性欲」「排泄欲」……などがあげられますが、これらは誰にでもあるものですし、個人差はあまりありません。

一方、精神的な欲求は、「お金持ちになりたい」「お洒落な服が着たい」「社会的地位や名誉が欲しい」「人に良く思われたい」「愛されたい」……などですが、これらは肉体的欲求と違い、人によってさまざまですし、いちいち挙げていくと、その種類も程度も、キリがありません。

このように「肉体的な欲求」と「精神的な欲求」では性質が異なっているのですが、にもかかわらず、実は、マインドはどちらも同じようなものとして扱おうとするのです。これが、欲を消そうとしてもうまくいかない理由です。

マインドは肉体的欲求をどう扱うか

生理的・肉体的欲求は、それが満たされれば、欲求そのものが消滅します。「欲求」という「サイン」をマインドに発信しているのは、肉体の各器官です。そして各器官は、その欲求が満たされたら「満足した」というサインを発信して、先にマインドに送っていた欲求のサインを取り消します。

例えば、膀胱から「排尿したい」という欲求がくると、マインドは手足を動かして、ちゃんとトイレまで身体を運んで、排尿をして、満足したという連絡がくるまで、頑張って「仕事」をします。つまり、「ただ今、無事、排尿しました。問題解決。満足したので、先程の『排尿したい欲求』は取り消します」という連絡がくるまで、頑張るわけです。その満足サインが来て初めて、マインドはその元の欲求を「済み」にする、つまり「なし」にすることができるわけです。

逆に言えば、マインドは、自分自身で「満足した」というサインを出すことはできません。マインドは、自分から欲求を取り消すことは禁じられているのです。そして、マインドは、受け取ったどんな「欲求」もそれが充足されて、「満足サイン」が来るまで頑張ることが自分の仕事だと思っています。そして、もし、ただちに満足できないものであるなら、その対応策は各該当の器官に「我慢を強いること」であると思っているわけです。

「我慢」とはつまり、欲求の優先順位を変更することです。マインドは、欲求の優先順位の変更は一時的にはできますが、欲求そのものを「なし」にすることはできないわけです。

これは、確かに肉体的な欲求については、全面的に正しいことです。おしっこを我慢するのはいいのですが、おしっこの欲求を無視したり、その欲求をマインドが勝手に消したりしたら、生命を維持していけません。例えば、「呼吸がしたい？そんなの無視、無視」と無視していては、たちまち酸素不足で死んでしまいます。食欲にしろ睡眠欲にしろ、すべて生理的・肉体的欲求は、多少の我慢はできるとしても、決して無視してはいけない、早急に問題解決しなければいけないものばかりです。

このやり方は、我慢を重ねつつ、欲求充足に向けて努力する方法ですから、私はこれを「抑圧我慢方式」と呼んでいます。しかし、これができるようになることは、マインドが成長したということです。つまり、「おしっこが我慢できるようになる」「腹が立ってもじっと我慢できるようになる」というふうに、諸欲求を抑圧できるようになることは、さまざまな欲の取り扱いが上達したということです。後で説明しますが、私はこれを「知恵の成長」と呼んでいます。

精神的な欲求はキリがない

ところが、生理的・肉体的な欲求とは違って、「お金が欲しい」とか「人に認められたい」とか「能力を伸ばしたい」などの精神的な欲求については、この「抑圧我慢方式」で、ずっとうまくいくとは限りません。というより、最初はうまくいきますが、いずれうまくいかなくなります。

例えば、「お金が欲しい」という欲があれば、それがいったん満足になっても、すぐに次の瞬間、「もっと欲しい」になります。好きな人に愛されていると分かったときは、跳び上がるほど嬉しいのですが、すぐに「もっと愛して欲しい」になります。地位が上がった当初は喜んでいますが、すぐに「もっと上位に上がりたい」になります。誰かに認められた当初は喜んでいますが、すぐに「もっと多くの人に認められたい」になります。

そして、再び我慢と努力を続けます。ある程度は良いことです。確かに、努力して欲求が満たされれば、その一瞬だけは幸福になれるかもしれません。自分の成長にもなりますし、人類社会の発展にもつながるでしょう。しかし、問題は、これらの精神的な欲求は、結局どれもキリがないということです。最終的な満足サインが来ることは決してありません。どの肉体の器管も満足サインを出してはくれません。

しかも、マインドは自ら満足サインは出せませんから、ずっと不満足のまま走り続けることになります。それでは、不満足が続くばかりで幸せな人生にはなりません。であるなら、「キリのない欲」を止める以外に方法はないわけです。

つまり、キリのない欲に対する新しい対応が必要になるということです。その対応ができて初めて人間は、「知恵の完成」ができます。精神的な諸欲に対して初めてコントロールが効くようになるわけです。キリのない欲から解放されたとき、初めて本当の幸せに到達できるのです。

「知恵の完成」へ至る「知恵の5段階表」

私は「知恵の完成」に至るには、大きく分けて5段階ほどのプロセスがあるのではないかと思います。これを「知恵の5段階表」と呼んでいますが、簡単に説明しておきましょう。

生まれてすぐは、誰でも「至福の境地」にいるのですが、すぐに、生きて行くために、マインドを活用し始めます。その段階は、次のように5段階になります。

①知恵の発生（本来の自分・マインドの使用開始）
②知恵の発達（自我の目覚め・学習機能・能力の発展）
③知恵の発展（自分＝マインド・プログラムの蓄積・自動反応の発展）
④知恵の成長（欲↓マインド・自動反応の我慢・抑圧）
⑤知恵の完成（欲の自在な消滅・自分＝本来の自分）

人間は他の動物に比べて、圧倒的に優秀な頭脳を持っています。

生まれるとすぐに、「本来の自分」は、その「優秀な頭脳」を持っていることに気が付き、その使い方を覚えていきます（知恵の発生）。

そして、見たり聞いたり体験したことから、様々なことを覚えていきます。つまり、マインドを使って、学習を開始します（知恵の発達）。

さらに、反応を早くしたり、自動反応が可能なように、覚えたことをプログラム化するという方式も取り入れます（知恵の発展）。

こうして、プログラムが大量に蓄積されてくると、日常のほとんどが自動反応で対応できるようになってきます。確かに、それは一面良いことなのですが、やがて、「本来の自分」はほとんど出番がなくなって、マインドとプログラムの働きだけで日常が進むようになります。すると、「本来の自分」は、「自分とは、マインドである」と錯覚してしまいます。そして、ほぼ全てのことをマインドが取り仕切るようになってきます。

しかし、そのうち自動反応どうしで相互に矛盾するものや、果てしなく起動され続けるものなどが出てきて、様々な問題が発生するようになってきます。そのため、自動反応をさらに上から抑圧したり、我慢できたりする方式を取り入れます。自動反応のプログラムを自動的に抑圧するプログラムまでも作ったりします。とにかく、さまざまな欲や感情を我慢・抑圧できる方向に成長していきます（知恵の成長）。

そうなると、日々の生活の至るところで、大きな欲を抑えるために、大きな我慢をするばかりになってきますので、アタマの中は、それらのせめぎ合いや葛藤、混乱で、苦悩や不満や不安ばかりになってしまいます。マインドはさらに忙しくなり、本来の自分はさらに奥に押しやられて、本当の喜びや幸福からどんどん遠ざかってしまいます。

そこで、それらの問題を解消するために、つまり、キリのない欲を起こさないように（より正確にいうと、もともと欲を発生させない選択も取れるように）、マインドの使い方を修養する、つまりマインドの調教をする必要があるわけです。すなわち、アタマの中の不要な「思考」を整理する、あるいはそもそも発生させない工夫をするために、「知恵の完成」の必要がある、というわけです。

そして、「知恵の完成」をすれば、誰でも、優秀な自分のマインドを無駄なく、いかんなく使用しながら、本来の幸福になれるのです。

キリのない欲を、「愛」に転化する方法

「知恵の成長」の段階では、欲について「抑圧我慢方式」で対処していました。しかし「知恵の完成」の段階では、欲について「消滅安寧方式」とでも言うべき方法で臨みます。

また、欲が消えると自動的に「愛」が表れるので、私はこの方法を「愛転化法」とも呼んでいます。

この「愛転化法」について、本章で詳しく説明していきますが、これは簡単に言えば、自分の中のキリのない「欲」を見つけて、それがどんな欲かを分類し、心の傾きを変えることによってそれを止め、さらに、それと同じ分類の「愛」の方向に向けるという方法です。

それはまるで、お盆の上に載っているビー玉を、お盆の傾きを変えることにより、左の端から、右の端に移動させるようなものです。あるいは、水準器の傾きを変えて、中の気泡の位置を左の端から、右の端へ変えるようなものです。

つまり、欲を増す方向に働いていたマインドに、愛を増す方向で働くよう態勢を変

えさせるのです。すると、結果として「欲」が「愛」に転化するので、これを「愛転化法」と呼ぶわけです。

「愛転化法」は、瞑想中の「棚上げ」にも使えますし、ふだんの生活でも、苦しい執着から抜け出したいときや、暗い気分を明るく転換したいときに、大いに効果を発揮します。

「思考」は爆発的に膨らんでしまう

具体的な「愛転化法」の説明の前に、まず、「思考」と「（精神的な）欲」と「感情」の関係を少し説明しておきましょう。

マインドが、何か心配事などの思考に没頭して、その考えばかり膨らませていると、それが頭の中で溢れて、他のことが考えられなくなります。するとすぐに、気分が悪くなってきます。心配が大きくなりすぎてオロオロしたり、あるいは、怒りが瞬く間に膨らんで、血圧さえも上がってカリカリと苦しい気分になることがあります。

つまり、良くない「思考」が始まると、すぐにそれに応じた「感情」がつき従い、それが自分でもわかるほどの「苦しい気持ち」「不幸な気分」になってしまうわけです。

この「思考」と「感情」の関係については、お釈迦様（ブッダ）は『ダンマパダ』で、次のように言っています。

ものごとは心にもとづき、心を主とし、心によってつくり出される。もしも汚れた心で話したり行なったりするならば、苦しみはその人につき従う。——車を引く牛の足跡に車輪がついていくように。

ものごとは心にもとづき、心を主とし、心によってつくり出される。もしも清らかな心で話したり行なったりするならば、福楽はその人につき従う。——影がそのからだから離れないように。

（中村元訳『ブッダの真理のことば・感興のことば』岩波文庫）

良いことを考えていると良い気分になり、悪いことを考えていると悪い気分になります。ここでお釈迦様が言っているのは、「感情」の前には、必ず「思考」が先行していうことです。

例えば、苦しい感情である「怒り」が発生したら、その前にマインドは必ず、「怒り」の元になる「考え」をしていたということです。

「思考」と「欲」と「感情」との関係

このような、お釈迦様の「思考」や「感情」を分けて考えるという「心の動き方の分析」の仕方はとても素晴らしいと思います。

ここでは、さらに詳細に分析して、「肉体的な欲求」と「精神的な欲求」がどのように違うのか、それを見てみましょう。

肉体的な欲求は、

【生理感覚】→【欲求】→【対策思考】→【情動起動】→【感情】

と進みます。

「生理感覚」が先にあって、「欲求」が発生し、マインドが「どうしよう」と「対策思考」をして、それにつれて、「情動起動」が起こり、さまざまな感情が発生します。

肉体の欲求は、このように「生理感覚」がスタートになっています。

しかし、あとで詳しく説明しますが、精神的な欲求は、

【判断思考】→【欲求】→【対策思考】→【情動起動】→【感情】

となります。

ここでは、「欲求」の前に、すでに「判断思考」というマインドが先行して仕事をしている部分があることを覚えておいてください。肉体的な欲求は、生理感覚がスタート地点なのに対し、精神的な欲求は、マインドが「思考」したことがスタート地点になっていることがポイントです。

（また、【対策思考】→【情動起動】→【感情】のところは、もう少し詳しく分析すれば、【対策思考】→【行動案】→【検証・抑圧等】→【情動起動】→【感情】というふうになっています。つまり、すぐに「感情」が現れるのではなく、自分で立てた

行動案がただちに行動できない場合に、情動起動が起こり、「感情」が発生しています。逆に言うと、ただちに行動に移せれば、不要な「感情」は発生しないということですが、これ以上詳しく説明するのは本題から外れますので、このあたりにしておきます）

「思考」がなければ「欲」もない

さて今度は、欲の発生のところを、もう少し詳しく見てみましょう。すると今から説明しようとしている「愛転化法」の仕組みが、なお理解しやすくなります。

一般的には、「欲」があるから「思考」が走る、と理解している人が多いと思います。例えば「あの高級バッグが欲しい」という「欲」があるから「どうやったら、手に入るだろうか」「羨ましいなぁ」という思考が走るのではないか、と考えている人が多いと思います。

しかし、もう少し詳細に観察すると、まず、「バッグの映像」という「情報受信」からスタートして、

【情報受信】↓【判断思考】↓【欲求】↓【対策思考】↓【情動起動】↓【感情】

となっています。

すると、一般的には「修養とは欲を消すこと、無欲になることだ」などと言われることが多いのですが、そんなことは無理だと分かります。

なぜなら、その前にすでに「判断思考」が走っているので、それを止めない限り、そのあとに付いて走っている「欲しい」という「欲求」だけを止めることはできないからです。欲しいのを我慢することならできますが、それは、走り出している馬を後ろから尻尾を捕まえて引っぱるようなものです。そうではなくて、そもそも馬を走り出さないようにしなければなりません。つまり、その前の「判断思考」をやめればよいわけです。

例えば、ブランド物の高級バッグを店頭で見ても、「バッグがある」と眼からの「情報受信」を認識しただけで、そこで止めていればよいわけです。バッグの映像を見ることも「情報受信」というマインドの働きの一つですが、そこで止まっていれば、

「奇麗だな」「使い勝手がよさそうだな」「かっこいいなぁ」という「判断思考」は起きません。したがって、その先の「ああ、私も欲しいなぁ」という「欲求」も起こりません。

つまり、「判断思考」を走らせなければ、「欲」は現れてこないということです。

「思考」は4サイクルで回転している

では、どのようにして「判断思考」がなされているのか。

実は、この「判断思考」も「対策思考」も、あるいは通常の計算などの「一般思考」も、思考はすべて、同じマインドの「思考」です。そして思考とは、プロセスです。

では、思考の推進力であるエンジンが、一体どのように回転しているのか、今度はそれを見てみましょう。走り出した車（思考）をむりやり止めることは難しくても、エンジンの仕組みが分かれば、その出力を弱めたり、止めたりすることができるかもしれません。

日常生活の中では、なかなか観察が難しいですが、瞑想の深いところで、その動き方を丁寧に微細に観察してみると、「思考」は、「得たい（get）」「保持したい（hold）」「比較したい（compare）」「もっともっと（more）」という4つの要素で回転しています。

これは、欲の元になる思考の動きですから、思考における「欲の4要素」と私は呼んでいます。

「食料」を例にしてお話ししてみましょう。話を分かりやすくするため、経済、文化の発達していない原始時代に生活しているという設定にしてみます。そこで、栗とかドングリとか、何らかの食料を見つけたとします。すると、まずその食料を「得たい」と思います。得たら、失いたくない、つまり「保持したい」になります。そして保持できたら、自分が理想とする量になっているのかを「比較」し、不足なら、「もっと」得たい、ということになります。そして最初の「得たい」をまた起動させてしまいます。

その動きがとても早いので、なかなか一つひとつを見分けることはできないと思いますが、マインドはこのように思考を回しているのです。「思考の種」を見つけると、

「得たい」「保持したい」「比較したい」「もっともっと」という4つの要素を連続的に回転させることによって、思考を推進しています。

もちろんこれは、食料だけでなく、衣服でも、車でも、家でも、お金でも、地位でも、名声でも、愛情でも、同じエンジンの話ですから、すべて同じ仕組みです。そして、これが高速で回転し始めると、自分自身でもはっきりと分かるほどの、様々な「欲」として現れてきます。回転しなければ「欲」として現れてきません。

しかも、先ほど説明したように、排泄欲のような肉体の欲は、欲求が満たされれば「満足サイン」が来て、回転は止まるのですが、精神的な欲はどこからも、「満足サイン」が来ません。したがって、いつまでも「欲」の回転が止まらない、つまり「キリのない欲」になるわけです。

では、どう止めるのか。それを次に説明します。

◎「愛転化法」のすすめ

どのようにして回転を止めるのか？

さて、いよいよ思考の止め方です。先述したとおり、マインド自身が「満足サイン」を出せればよいのですが、それはできませんから、別の方法でこの思考を止めることになります。ようするに、先行する「判断思考」さえ止まれば、欲も消えますので、この方法を採ればいいわけです。

実は、「欲の4要素」は連携して動いているので、どれかひとつの要素が止まれば、思考が回転しなくなる仕組みを持っています。それはまるで、自動車のエンジンの「吸入」「圧縮」「爆発」「排気」の4サイクルのひとつが止まれば、エンジンの回転が止まってしまうようなものです。同じように、「get」「hold」「compare」「more」のどれかひとつを止めれば、「思考のエンジン」の回転は止まってしまうわけです。

その具体的な止め方は、まず4つの要素のうち、どれかに的を絞ります。例えば、

「あの人から電話がない。どうしたんだろう。不安だ、イライラする、気分が悪い」という思いがあったら、いちばん回転を推進しているのは何なのかを、まず把握します。的を絞るために、まず、いちばん目立つ「欲の４要素」の一つを見つけます。

この場合、「電話をかけて欲しい」ですから、「欲しい」つまり「get」です。「そうか、私は、連絡が来なくてイライラしているけど、本心は、『電話をかけて欲しい』『構って欲しい』『愛して欲しい』という『欲しい』欲だな」と分かったら、今度はそれを止めます。

止め方は、「欲」を「愛」に転化することです。方向を「欲」とは逆にすることです。「get」の反対は「give」ですから、「与える」です。そこから派生するのは「(～して)あげる」とか「愛する」という行為です。ですから、「電話をかけて欲しい」を「電話をかけてあげる」に意識的に変換します。故意にそう思ってみます。

そのようにすると、「そうか、電話をかけてあげるか。私からかけてあげる。それは思いつかなかったなぁ。そうか、それならなんだか元気が出るな。よし、電話をかけてあげよう」と、すぐに気分が変わります。つまり、その「欲しい」という要素が止まったので、その思考によって起こっていた欲も消えるということになります。

このように、なんでもその「欲」の反対にすれば、すぐにその思考の回転が変わり、欲の向きが変わり、つまり欲が消えて、欲の呪縛から逃れられます。まとめると、

①【get】欲しい、欲しいで苦しいなら、与える、あげる。→【give】
②【hold】執着して苦しいなら、捨てる。忘れる。笑う。→【leave】
③【compare】比較して苦しいなら、認める、大肯定。→【accept】
④【more】不満で、苦しいなら、感謝する。→【enough】

このように、心の傾きを変えて「欲」を「愛」に転化するので、これを「愛転化法」と呼んでいるわけです。

そして、これを一覧表にしたものが「宝彩有菜の愛と欲の8要素表」です。

これは、アタマの働き方の方向を逆にする仕掛けですから、どんなことにも応用できます。表の「get」「hold」「compare」「more」をそれぞれ単純に逆にすればよいだけです。すなわち「give」「leave」「accept」「enough」（「与える」「手放す」「認める」「足る」）のいずれかに変換すればよいのです。

宝彩有菜の愛と欲の8要素表

欲の4要素			愛の4要素		
get	得る	欲する	愛する	与える	give
hold	保つ	執着	笑い	自由・放つ	leave
compare	比べる	比較	大肯定	認める	accept
more	もっと	不満	感謝	足る	enough
欲の方向 ←			→ 愛の方向		

向きを逆転させるコツ

方向転換はコツさえつかめばとても簡単です。マインドの鼻先の向きをちょっと逆方向に変えるだけです。手馴れてくると、即座にできるようになります。

ただし、無理やりに傾けようとしても難しいですから、コツは『愛』の方向に傾けても良い理由」を頑張って数え上げることです。すると上手くいきます。簡単に向きが変わります。

マインドは、「欲」の方に傾ける理由を探すのは得意ですから、すぐに10個でも20個でも自動的に数え上げることができます。「あれが不満だ」「これが面白くない」

「これは損だ」「あの方が良い」などなど。しかし、「愛」の方に傾ける理由はなかなか思いつきません。「これは良い」「助かった」「嬉しい」「ありがたい」などなど。ですから、意識して頑張って「愛の方向に傾けても良い理由」をなるべく多く数え上げます。

そして、「愛の方向に傾けても良い理由」が欲の方向に傾ける理由よりほんの少しでも多く積み上がれば（例えば、51％対49％のように少しでも多くなれば）、一気に、愛の方に傾きます。

また、やってみると分かると思いますが、いちばん推進力のある要素がどれか分からなくても、とりあえず一つの要素を選んで、それを逆方向にするとすぐに傾きが変わり、「欲」が止まります。

そして例えば、「ありがたいことだ」と感謝することで、不満を解消できて欲をとめることができたら、即座に、「愛」も「大肯定」も「笑い」も同時に湧き起こってきます。なぜなら、これらは、根源的にはどれも同じものだからです。

比較をやめれば平穏になる

「欲しい（get）」「保ちたい（hold）」「もっと（more）」は、「欲」として分かりやすいですし、その反対の愛の方向はそれぞれ「あげる（give）」「手放す（leave）」「感謝する（enough）」ですから、これも分かりやすいと思います。でも、「比較する（compare）」という、あまり「欲」とも思われない要素があります。これについてお話ししておきましょう。

比較は、非難や怒りに結び付きやすいのですが、先に引用した『ダンマパダ』の中で、お釈迦様は続けて、こう言っています。

「かれは、われを罵《ののし》った。かれは、われを害した。かれは、われにうち勝った。かれは、われから強奪した。」という思いをいだく人には、怨《うら》みはついに息《や》むことがない。

「かれは、われを罵った。かれは、われを害した。かれは、われにうち勝った。かれは、われから強奪した。」という思いをいだかない人には、ついに怨みが息《や》む。

（前掲書）

これは、「8要素表」の「比較」のところに該当します。比較とは、何かと何かを比較する作業をマインドが自動的にするということです。

例えば、この「ピンクの花」は「桜」なのか、あるいは「梅」なのか、といった比較から始まって、「正しいもの」と「不正なもの」、「良いもの」と「悪いもの」、「善なもの」と「悪のもの」というふうに、手当たり次第に比較します。比較を「欲」の一つだとは考えにくいと思いますが、この「比較」も4サイクルの中の一つであり、立派な欲の元になる要素です。

この比較をやめれば、すぐにその思考が止まりますので、他人への怒りや、恨みや、他人を裁こうとする気持ちが消えます。

実際は、「彼は我を罵った」のところで、もし、その前に「良い・悪い」の比較をしていなければ、思考はそこに至りません。そもそも、もし、「良い・悪い」の比較がなければ、「罵った」という判断や判定すらできないわけです。「彼が、大きな声で何かを言っているのが聞こえた」という「情報受信」でおしまいです。しかし、その言葉を聞き、「判断思考」したから、「罵った」「馬鹿にされた」という評定になるわけです。それがなければ、そこから先に進みません。止まります。つまり、恕むことも、仕返しをしようなどという考えもなくなります。

他についても同じです。当初の「判断思考」の中にある「比較する作業」を止めれば、その先に思考は走らない。走らなければ感情もないということです。

その「比較」を止めるには、８要素表を見れば、その反対は「大肯定」です。「あるがまま」をすべて認める、ＯＫを出すということです。

頭の回転の速い人ほど、この「比較する作業」で一日中、いたずらに頭を無駄に回転させていることが多いようです。

是非、無駄な「比較」を止めてみてください。これが止まれば、頭の中はとても静かになります。すると世の中は何も変わっていませんが、「ああ、なんて、世の中は穏やかなのだ。そして完璧なのだ」「なんてリラックスできるのだ」などと驚嘆すると思います。

マインドは「与える」ことで自分を豊かだと思う

ところで、「愛転化法」をすると、「与えなさい」「あげなさい」ばかりで、「損ばかりすることになるのではないか」と、誰のマインドも心配すると思います。

しかし、そうではありません。これは自ら行ってみるとすぐに実感できますが、例えば、「愛」を惜しみなく与えていると、その時点ですでに、とても幸福な気持ちになります。なぜなら、「愛」を与えている自分というのは、とても「愛」が余っている状態であると、マインドが「判断思考」するからです。

マインドは、「愛が外に出て行く」ということは、愛が内側に不足しているのではなく、潤沢に内側に、つまり自分に「あり余っている状態だ」と思いますから、その瞬間に、自分がとても豊かに満ち足りて、愛に溢れた気持ちになるということです。

そしてここが重要なポイントですが、その判断（愛の過多の判断）は、自分以外は誰もできませんし、自分のマインドが判断したことが、「正しい状況」であると自分で認識されるというわけです。

もう少し言うと、例えば、傍目にはどんな辛い状況にあっても、「本人が幸せと思えば、確かに本人は幸せ」です。傍目にはどんな恵まれた境遇にあっても、「本人が不幸だと思えば、確かに本人は不幸」です。つまり、自分の豊かさのレベルは、自分の判断したことが、そのまま「正しい」のであって、他人の判断は無関係だということです。逆に言えば、自分が判断を変えればいつでも、「不幸」から「幸福」に簡単に変えられるということです。

さて、先程の「判断思考」に戻りますが、「判断思考」の時点でこのように、「満足である」になっていると、「get」「hold」「compare」「more」の回転は不要ですから、つまり「思考」の回転がとまり、したがってその先の「欲求」が起こらないということになります。

そして「欲」がなくなれば、すぐに、「愛」が溢れます。なぜなら欲と愛は、月の満ち欠けのような関係だからです。「欲」が暗い部分、「愛」が明るい部分です。月の暗い部分が少なくなれば、明るい部分が多くなります。ですから、暗い部分がまったくなくなると、満月のように自動的に明るくなるわけです。

実際、愛転化がなされると、一瞬で、温かい、優しい、幸せな気持ちになります。是非ご自分でやってみて体験してみてください。すぐに納得されると思います。

瞑想中の「棚上げ」にも8要素表を使う

マインドが欲の方向につき進んでいる場合は、なかなか連れ戻すのが難しいものです。しかし、いずれにせよ、これまで説明してきたように欲の4要素で進んでいますから、その中で一番大きな欲（もし、それが分からなければ、どれか一つの要素）を選んで、その逆を表で見つけてたどれば、たちまち、愛の方向に向きを変えられます。

「愛転化法」は、自分が苦しいとか、辛いとか、惨めだとか、つまり、「不幸だ」と思ったときがレッスンのチャンスです。自分が「苦しい」ときほど、「欲」が発生したことを発見するのは簡単なので、そうした「悪い感情」を見逃さないようにすればよいのです。そこから、自分を苦しめている欲を見つけることができます。見つけたら、それを消せばよいだけです。また、苦しいときほど「欲」から「愛」への転化の振幅も大きく、その効果を実感しやすいです。

また、この愛転化法は、ふだんの生活のなかだけでなく、瞑想中でも、キリのない思考をたちどころに「棚上げ」するテクニックとして使えます。この8要素表を覚えておくと、反対方向は何であったか、すぐに分かります。

ただ私の場合も、覚えているつもりでも、「執着の反対は、なんですか」と急に問われると「あれ、なんだったっけ」と思い出すまで、ちょっと首を捻ることもあります。答えは「笑い（自由・放つ・忘れる・落とす）」ですが、ここをよく忘れます。このように、とっさの時に思い出せない場合もありますので、初めのうちは壁に貼っておくとか、手帳に書いておいてもよいでしょう。

　この8要素表が深く理解されてくるのと並行して、瞑想もどんどん上達します。また、瞑想が上達するに従って、この表の深い意味が、実感として分かってくると思います。是非、しっかり活用してみてください。

第5章

修養の心構え

◎自分には自分のペースがある

「たゆまず、焦らず、怠らず」

瞑想の修養、心の修養は継続していると、必ず、新しい展開になります。日々、自分の幸福度が高まっていくことが、よく注意していると分かりますので、成果が日々確認でき、さらに修養することが楽しくなっていきます。しかし、その進み具合は一律ではありません。時にはなかなか進まないと思うこともあります。スランプと思う時も、あるいは、後退しているような気になることすらあります。

とにかく「たゆまず、焦らず、怠らず」が大切です。では、修養をどうすれば楽しく続けていくことができるのか、その取り組み方や、スランプの抜け方など「修養する人の心構え」というべきものを、ここではいくつかお話ししたいと思います。

幸せはすでに自分の内側にある

人間は、もともと誰でも、愛と勇気に満ちた素晴らしい存在です。そのことを実感するために修養があるとも言えます。

修養で大切なことは、序章でも触れたとおり、二つあります。もう一度言うと、一つは心の仕組みやその働き方を知識として「学習」すること。もう一つは、それを自分で「実践」してみることです。

「学習」して知っているだけでは自分のものにはなりませんので、「実践」も必要なわけです。その実践を意欲的にしようと思うと、「私は修養をして幸せになるのだ」という意欲とか、進むべき方向とか、そのような前向きの目標が必要になります。

しかし、注意してください。ここで多くの人が間違います。

修養は、「幸せを求めて」することに違いはありませんが、「幸せを求める」のではなく、実は「不幸と思っている」という、その思い方を取り除くだけのことです。人は誰でも、もともと「大幸福」で、「大満足」な存在なのですが、それを忘れているだけなのです。

修養とは、自らが、もともと「大幸福」であることを思い出し、再認識する作業をするだけです。新たに、今まで手にしていない幸せを求めるのではなく、すでにちゃんと持っている、確固たる幸せを認めるだけです。今の不幸を消そうとして、別の幸せを手に入れようとするのではなく、今執着しているその不幸を取り除くだけです。もっと言えば、「不幸と思っているその思い方を変更するだけ」です。

そして、それができれば、自分で既に持っている幸せというのは、想像をはるかに超える巨大なものだとすぐにわかります。その莫大な幸せを既に持っている、それに気がつくことができます。修養とは、つまり、その膨大な幸せを感じられなくしている、自分のマインドの変な働き方を制止するだけのことです。宝物を隠しているシーツやブランケットを、単に取り去るだけです。

何かが新しくできるようになる努力とか、技量が上がるための努力は、それ自体として、自分の成長のために、貴重な努力だと思います。良いことです。

しかしその努力に、より一層拍車をかけるために、マインドはすぐに、自分の理想と比較して、自分は不幸だとか、不運だとか、現状は劣っていると「自己認識」を下げてしまいます。そして「だから頑張らなければならないのだ」などと考えます。より不幸な方がより頑張る力が出ると思うから、そのように自己に対する認識を下げて考えています。そして、それを続けていると、いつしか「自分は本当に駄目なのだ、不幸なのだ」と思ってしまいます。

その「自分を不幸と思う思い方」をやめればよいだけです。自分が幸せであることを、自分で喜べばよいだけの話です。自分がとびきり幸せであることを、素直に認める。それは、誰に遠慮することもなく、誰の許可を得なければならないことでもありません。

自分でまっすぐに、飛びきりの幸せになればいいのです。幸せであることを喜べばよい。しかし、そうしようとすると、「本当にそれでいいの？」とマインドがすぐに怪訝な顔で邪魔しに来ます。ですから修養とは、その疑り深い自分のマインドとの戦いです。

でも、幸運なことに、マインドはいつもあなたのそばにいますから、やる気になれば、毎日でもマインド相手に修養ができます。そして、自分のマインドに最終的に打ち勝ったとき、手強い敵と思っていたマインドが自分の優秀な家来になるだけでなく、すぐに何十年来の親友に変身します。得がたい友であり、最高の、そして、とても頼れる味方になります。修養すると、そうなれます。

つまり莫大な幸せと、一番頼もしい親友を、同時に得られます。そして今度は、人生の選択も仕事も恋愛も、怖れや不安からでなく、愛や喜びからできるようになります。

人と比較せずマイペースで

修養を継続していく上で大切なことは、先を急がないということです。マイペースでのんびりと自分に合った進み方でよいのです。

他の人がどんなに進んでいようが、どんなに先に行っていようが、人は人です。自分には自分のペースがあります。人には人のペースがあります。ですから人のことは気にしないことです。自分が遅れているとか、進んでいないとかも、思わないことです。

自分のペースで修養する。進まない時期は進まなくてもよいのです。やりたくない時期はやらなくてもOKです。それもきっと意味があることです。なぜなら、誰でも修養をいったん始めると、とても大きな「動く歩道」に乗ったような感じになるからです。その「動く歩道」の上で、少し早足で歩いたり、少しゆっくりめになったり、はたまたしばらく止まったりするかもしれませんが、自分自身は、大きな「動く歩道」の上で、どんどん先に運ばれているわけです。

ですから、自分では立ち止まってしまったり、しばらく休んでいるような気がしていても、ふと気がつけば、周りの景色が大きく変わっていて、ずいぶん遠くまで運ばれて来たなぁと気がつきます。修養をほとんどしないでさぼっていたのに、なんだかとても心が軽くなったなぁ、こだわりも少なくなったなぁ、と思う時もあります。

そのわけは、いったん修養を始めると、心の傾きが変わりますので、ありがたいことに、休んでいても先に先に運ばれているようになります。大切なのは、その時に、「ああ、このように楽になったのは、修養のおかげだ。ありがたいことだ」と少しでも自分のなかで生じた変化があれば、それを確認しておくことです。感謝しておくことです。すると、横着なマインドも、「そうか、修養をすれば、てっとり早く幸せになれるのだな」というふうに、「修養は良いことだ」と認識するようになります。すると、そこから猛烈な勢いで再び修養が進み始める、という例も多くあります。

人はそれぞれの自分のペースで修養をして、自分の幸せに向かいます。そして、ありがたいことに、いったん修養を開始した人は、確実に幸せの方向に日々運ばれています。これは、心のなかで修養に向かう最初の点火がなされれば、つまり、「自分の本当の幸せのために、自分は修養しよう」という気持ちに一度でも灯がともれば、それは生涯消えることはないということです。

いつも細かな心の動きに覚めていよう

日常での修養の心構えとは、いつも自分は修養していることを忘れない、つまり、「修養者であることを忘れない」ことです。ふだんから修養者の心で、生活をすることです。

いきなり「修養者」などと言われると、ビックリされるかもしれませんが、つまり、瞑想会や合宿などに参加したり、本やテキストを読んでいるときだけ修養しているのではなく、ふだんの生活でも、例えば自分の細かな心の動きに覚めていて、常に修養の対象にしよう、ということです。

表面上は、サラリーマンであったり、家庭の主婦であったり、学生であったり、先生であったり、親であったり子であったり、警察官であったり、医師であったり、経営者であったり従業員であったり、いろいろです。でも、心の中は、いつ、いかなる時も、一人の修養者であるということ。人生の表面は、いろいろな波にもまれながら進んで行きますが、しかし、内面はいつも揺るぎなく、確固たる修養者であるということ。表面上の人生の役割は、徐々に変化したり、突然に変化したりしますが、それに同化することなく、内面は粛々と一人の修養者としての道を歩むということ。

辛いことも、悲しいことも、苦しいことも、それらはすべて、修養の途上で起こってくることとして、決して巻き込まれず、落胆もせず、不平も言わず、不安にもならず、冷静に見つめていられること。つまり、それらも修養の糧として捉《とら》えられていること。「私が不運だから、それが起こっている」のではなく、単に大河が海に流れるように、それらが起こっていると理解できること。

嬉しいことも、楽しいことも、喜ばしいことも、それらはすべて、修養の過程で起こってくることとして、決して巻き込まれず、有頂天にもならず、ただ、ひたすら感謝して、喜び、拝受していること。それらは、自分が今まで修養したことによって、その恩恵を得られたのだと、深く理解すること。「私が頑張ったり、私が強運だから、それらが起こっている」のではなく、「私が修養した結果、それらは恩恵だと理解できたのだ」と、分かっていること。

表面で進んでいる社会情勢や周りの変化、自分の人生の行路は、内面からの見方によって、かくも違った見え方をすることを、しっかり理解していること。そして、その見方を修養して身につければ、「すべて、良いことしか起こっていないのだ」という理解に至ります。「起こったことはすべて良いこと」「今から起こることもすべて良いことだ」という理解に至ります。

修養とは、そのような見方に至る方法を、自分のものにすることだとも言えます。

自分も人も、もっと幸せになれる

ですから、修養していると、悪い（と思っている）こと、苦しい（と思っている）ことはどんどん減少していき、良いこと、嬉しいことは、どんどん増えていきます。

修養する前と同じような日常なのに、楽しいことや、楽しく笑える瞬間がどんどん多くなってきます。

また、すでに過去になったことでも、「不幸だった」から「愛されていたのだ」に変わっていきます。すでに過去になったことでも、「ひどい目にあった」から「勉強になった。ためになった」に変わっていきます。

良いこと、嬉しいことが、現在・未来・過去に、そのように増えすぎて、「私は、こんなに幸せでいいのだろうか」と、逆に不安になることさえあるかもしれません。ついでに、そんな不安の消し方も言っておきます。

良いこと、嬉しいことを、楽しい気持ちを、誰にでも気前よく分け与えることです。すると、さらに、嬉しい幸福な気持ちが、大きく、温かく、豊かになります。

とても簡単なことです。感謝することです。「ありがとう」ということです。満面の笑みを返すことです。自分と同じように、みんなも幸せにしようとすることです。

ですから、修養的生活とは、自分も人もさらに幸せになれるということを、しっかりとよく理解して、それをたゆまず怠らず実践していくことです。

◎「さとり」に至る道がある

人は常に変化している

毎年、毎年、季節は繰り返されますが、実は、何一つ昨年と同じものはありません。桜の木も年輪を着実に一年増やしています。桜の花を見る人も、着実に歳を一年重ねています。

だから、世は無常だというわけです。でも、考えてみればそれこそが「常」ですね。常に移り変わっていることが、常態なのです。

地球も銀河系も、広がりゆく宇宙の中で、秒速何百キロという猛スピードで外に向かっているそうです。地球は太陽の周りを同じ軌道で回っているのではなく、螺旋《らせん》のように外側に向かって移動しているので、二度と同じ軌道を回ることはないそうです。宇宙的にも、同じ春などないということです。でも、地球にいる私たちには、嬉しいことに、同じ穏やかな春が毎年訪れます。

修養を始めると、かつてなら例えば10年間くらいの時間がかかって起こっていたことが、わずか1年間ぐらいで、しかも次々に起こってきます。もし、自分の十大ニュースを選ぼうとすると、1年間で変わったことが沢山ありすぎて、どれを選ぼうかと迷うほどではないかと思います。

そしていずれの変化も、必要があって起こり、時が来て起こり、宇宙の運航で起こり、また修養の進捗状況で起こり、さらにそれらの相互作用で起こっています。

修養が進み始めると、人生で滞っていたことも流れ始めます。

例えば、「あの人は私を好きなのだろうか、どうだろうか」というような、とても単純な疑問も、本人に聞いてみる勇気が出ないまま、何年も過ごしてしまうこともあります。しかし修養を始めると、色々な拘《こだわ》りや、何らかのプログラムが取れてきますから、「まぁ、どっちでもいいのだけれど、一応この際、聞いてみよう」と、気軽に相手に聞けたりします。修養を始めると前進する勇気が出ますので、聞くことができるようになる、と言ってもいいかもしれません。その結果がOKでもOKでなくても、人生は確実に前進します。

執着を捨て、前進できるようになる

あるいは、10年間ずっと努力してきたことや、継続したこと、キープしてきたことなどを、自分の人生の舵を切るために、思い切って捨てることもあります。

何かの目標に向かって頑張っているのに、なかなかうまくいかないという人もいらっしゃるでしょう。「きっと、もっと努力しなければ駄目なのだろう。きっと私の努力が足りないのだ」と思いつつ、しかし心の底では「私は本当は、この道に進むべきではないかもしれないなぁ」と薄々勘づいている、という人もいるのではないでしょうか。そして、「でも、いまさら諦められない。そんな負け犬になることはできない」などと、さまざまな「欲」や「こだわり」が生じて、それに執着している場合もあります。

でも、修養を始めると、自分の「欲」や「こだわり」だけでなく、「本当の幸福」や、「本当に進みたい人生」などがはっきり見えてきますから、すぐに「私は、何を馬鹿なことをいつまでもやっているんだろう。もう、やめよう」と、あっさり捨てたり、止めたり、変更したりすることができます。すると、新しい人生がまたダイナミックに進み始めます。

それらの、人生における変容や変化は、とても良いことだと思います。今までのことが一見無駄に思えても、今からのことにリスクがあっても、どんどん前に進むのが、正解だと思います。

毎年、桜の花は咲きますが、去年と同じ花ではないのです。そして、たとえ満開の花でも気前よく散らせてしまうからこそ、また新しい花を咲かせることができるのです。

「気付いて、手放す」

第2章で、人は誰でも往々にして不要なプログラムを抱えたまま生きているという話をしました。例えば、「愛されなければ死ぬ」「一番でなければ飯が食えない」「お金がなければ不幸だ」「馬鹿にされてはいけない」「泣いてはいけない」「人を怒らせてはいけない」「甘えてはいけない」などなど。確かにそれらは、人生のある状況下ではその通りであったかもしれません。その理解で正しかったかもしれません。でも、いつまでもそのときと同じ状況が続いているとは限りません。

であるのに、人は普通、それらのプログラムを「熱いものは危険」と同じように、いつも自動起動させながら生きています。そうなると次第に、自分の人生が生き難くなってきます。

それはそうです。「愛されないと死ぬ」と思っていては、どう頑張ってものんびりした人生を送れるハズがありません。「なんとなく苦しいなぁ」、「辛いなぁ」、「楽しくないなぁ」と思うときは、不要なプログラムが自動起動していないかと、チェックしてみましょう。辛い時こそ、それに気付く大きなチャンスです。気が付かなければ手放せませんが、気が付けば、手放せます。

不要なプログラムに気付いたら、まず、どのようにして、そのプログラムを持つはめになったのかを、思い出したり推測してみましょう。そして理解します。つぎに、今はもう不要であると、心の底から思います。

今はもう不要であると思えるためには、状況の変化を良く知ること、特に、自分がとても強くなっていることを実感するのが早道です。自分が真実強いと思えれば、自分を守るためのそれらのプログラムを保持している理由が、たちまちなくなるからです。

それらの不要なプログラムを一つ一つ落としていくと、まるで自分を守るために長年着用していた重い鉄兜を脱ぐような、あるいは、窮屈になった鎧《よろい》や、冷たい手甲《てっこう》を脱ぐような、解放された自由なのびのびした感じがすると思います。自分の人生を取り戻せたような感じがしてくると思います。

「ああ、なーんだ、馬鹿にされても全然平気なんだ」とか、「人に甘えてもいいんだわ」とか、いろいろな発見やいろいろな驚きがあると思います。人生がモノトーンから、フルカラーに変わったくらいの驚きや喜びがやってきます。頭や肩の重しが取れたような晴れ晴れした気がします。

是非、「気付いて、手放す」を日常の心構えとして、心の修養としてやってみてください。

停滞や後退、スランプを楽しもう

瞑想の修養、心の修養が上手くいっている時は、幸せ感もどんどん増幅してきますから、何も問題はありません。ところが、どんなことでもそうですが、調子よく進まなくなることがあります。停滞する。スランプになる。あるいは、後退する。そのような状況になった時、「あの手、この手」を試して、現状打開に努めましょう。それはとても良いことです。試行錯誤をしながら修養は進むからです。

修養を、ちょうど砂山に砂をそそいで、高くするようなものだと考えると、砂を上からつぎつぎに注いでいれば、山はある程度高くなると必ず崩れてしまいます。そして、また高くなって、また崩れて……というふうに、砂山は砂の量に応じて、単純に比例的に高くなっていくわけではありません。

富士山は裾野が広いからあのように高いわけで、裾野というか基盤を大きくしなければ、山は高くはならない。高くなるためには、必ずいったん崩れて裾野・基盤を大きくして、さらに積み上がっていく、ということの繰り返しになるわけです。

修養も同じです。ある程度進むと、必ずいったん崩れて基盤拡大が起こります。その時に慌てない、焦らない、めげないことです。「今、私は基盤拡大の状況になっているのだ。だから、あがけばあがくほど、崩れて低くなっていく。でも、それは基盤を大きくしているわけだ」と理解して、その状況を楽しむことです。積極的にその

「スランプ」を楽しむことです。

楽しみ方は色々ありますが、その「崩れ落ちて行く、駄目な自分に寛ぐ」とか、「情けない自分を前に泣いてみる」とか、「ちょっとやけ酒を飲んでみる」とか、少し危うい感じですが、積極的に崩れる方に同化して、乗ってしまう楽しみ方、いわば「堕落を楽しむ」方法もあります。勇気のある人はやってみてください。無自覚でなければ大丈夫です。何も悪いことは起こりません。逆にとても色彩豊かな良い思い出になったりします。

あるいは、普通の穏やかな方法を言えば、例えば、「３か月前、１年前、３年前の自分」と「今の自分」を比較してみる。「今、どんどん山が崩れて絶不調のようだけど、でも、以前に比べると全然違うな」と必ず分かります。「そういえば、昔はこんなことを言われたら、すぐに落ち込んでいたけど、今は案外平気だなぁ。というか、そんなキツイことを言う人は、知らない間にどんどん遠ざかっているなぁ。そして気がつけば、いい人ばかりが周りにいる」というような感想になるかもしれません。

あるいは、「以前は、毎日が朝起きた時からずっと辛くて苦しかったけど、あんな気分には、もう全然ならないな。気楽で毎日が嬉しく楽しいことばかりだ。随分変わったものだ」というような感想になるかもしれません。

ほかにも、スランプを楽しむ方法はいろいろあると思いますが、特に一つあげるなら、自分の修養の成長を自分で誉める、愛でる、感心することでしょうか。

自分で自分に言ってみます。「ここまで、よく修養してきた。よく頑張ってる」と。そして、「確かに、修養によって私はどんどん幸せになっている」と。あるいは、「私の修養のために、実に多くの人がサポートしてくれてるなぁ。友人も、先生も、悪役も、敵も、みんなみんな、絶妙のタイミングで、私の修養の手伝いをしてくれてるなぁ。実に、ありがたいことだなぁ」と言ってみるのも、大いにありです。

そうすると、修養を進める意欲が、さらにわいてきます。そして、自分の基盤が広がれば、必ずさらに砂山は高くなります。次なる高みに昇って行けます。次なるステージに進めます。大丈夫です。修養は誰でも、いったん始めると、どんなことがあっても、確実に、着実に必ず前進しているものだからです。

宗教に頼らないで死の恐怖から逃れる

さて、序章で少し触れた「存在の至福」についてお話しします。

「存在の至福」とは、生と死を超えたところに自分は存在しているのだということを、自ら圧倒的な実感で体験することです。「真悟」ともいいます。

ここで「生」と「死」と「修養」の関係について、少しお話ししたいと思います。当たり前ですが、生き物にとって、「死」は一番恐いものです。その「死」のことを考えると、誰でも、とても平然としてはいられません。当然です。この「死の恐怖」から逃れるためだけに修養している人もいます。

そう思っていない人も実際は、根底にはその恐怖があります。それほど、「死」を恐がるのは当然です。当たり前です。

私も「ビッグバン（プログラムの一気抜き）」が起こる前は、当然のごとく「死」は恐怖でした。いつか自分は死ぬのだと思ったら、夜、布団に入っても恐ろしくて、心臓がドキドキして震えた時もあったことを思い出します。でも、今はそんなことはありません。自分もいつかは死ぬと知っていますが、だからと言って恐怖ではありません。震えることも、もう全然ありません。

どのような体験があって、そのように泰然としていることができるようになったのかを、順にお話しします。修養をすれば誰でもそうなれると思います。

その前に、なぜ、これほど人間は死が恐いのか、それをまず簡単に解説しましょう。

死を恐がっているのは、他でもない、自分のマインドが恐がっているわけです。ただしマインドは、将来の不安を取り除こうと考えるのが仕事で、いつもその方向で働いてくれています。これ自体は、ありがたいことです。ところが「死」については、どんなマインドも誰のマインドも、有効な手が打てません。どんなに頑張って考えても、解決策も、改善策も、迂回策も、退避策も浮かばないのです。お手上げです。

でも、そのような重大な問題をマインドは放っておくわけにはいきません。これ以上重要な問題はないと思われます。そこで、ぼちぼち考えていては埒があきませんから、超高速で、あれこれ考えます。するとたちまち、マインドの机上がデータで一杯になって、パニックになるわけです。身体が震えるほどの恐怖を感じるわけです。

これを解消する便宜的な手があります。「天国」や「神の国」をイメージすることです。死んだらどうなるのかわからないから、マインドがパニックになるのですから、「死んだら、天国に行ける」とマインドにそのフレーズを刷り込んでおく手法です。すると、「死んだらどうしよう、どうしよう」と考えなくても、「死んだら、天国に行ける」という結論に直接的に進むことができます。

でも、この手法がいつも上手くいくには、「死んだら、天国に行ける」ということをマインドが毫《ごう》も疑いなく信じていることが必要です。そう信じていれば、死を考えてパニックになる恐怖から、一応は逃れられます。

それはつまり、宗教になります。この場合、天国を統括しているなるべく強力でパワフルな神様が必要になりますし、その存在を疑ってはいけません。ところが、宗教が違い、神様が違うと、特に一神教では、お互い排他的になりがちで、歴史的にもさまざまな悲劇が起こっていることはご存じの通りです。

存在の至福とは？

では、宗教に頼らずに、しかも「死」を考えてもパニックにならないようにするにはどうするのか？　それが本題です。「存在の至福」です。これが、さとりの本質かもしれません。

答えから先にいいますと、「マインドや肉体」と、「自分」は違うのだという本当の体験をすることです。実感することです。マインドは死んでも、自分は存在するのだ。私自身は死ぬことも消えることもないのだ。そう実感することです。それを生きているうちにはっきりと体験することです。

というふうに、まぁ、書いたり話したりすると、ちょっと、非科学的な感じですが、しかし、これは修養によって得られる、実感のある体験です。しかもそれを歓喜の中で体験します。その体験があると、マインドが信じる、信じないということを超えてしまいます。

「ああ、そうなんだ。私は消えることはないのだ」と実感する。この「私」というのは、「大いなる自己」とか「魂」とか「真我」とか言ってもいいのですが、その「本当の自分」が、「肉体は消えても、私（魂＝本来の自分）は消えることはない」と、そう実感するわけです。

たぶん、これはおそらく「ものすごい錯覚」なのでしょうが、でも、それでマインドも一気に落ち着きます。

「まぁ、私（マインド）や肉体が消えても、あなた（主人）がお残りになるのだったら、いいですよ。もう、心配するのはやめます。どうせ、私がいなくなるだけのことですからね」という感じになります。「おいおい、そんなそっけない言い方はよせよ。せめて、一緒にいる間は仲良く行こうぜ」「そりゃ、もちろんです」「ああ、良かった」という感じになります。

たぶん、このものすごい錯覚というか「大錯覚」が起こるのは、瞑想がとても深くなって、本当にマインドが消えて休んでいる状態になって、それでも、「自分」は居るという、その感覚が何度も、何度も体験されて、それが不思議でもなく、常態化したときに初めて、体験されるのだろうと思います。

でも、それは体験ですから、「ああ、そうか、そうだったのか。分かった」と心底納得されるもので、信じるという作業をちっとも必要としていません。ですから、誰が何といっても、それは覆りません。

「あなたの体験は、錯覚ですよ。大錯覚」と、いくら言われたとしても、「はい、はい。大錯覚でも、なんでもかまいません。私はそれを本当に知っているのですから」と、揺らがないところが良いところです。

まぁ、でも客観的にいえば、私は「大錯覚」を信じているだけということかもしれません。

しかし、これが宗教と違う点は、「みんなが信じているから本当なんだ」という脆弱なものではなく、「私が体験して、私が知っていることだから、本当なのだ」という、確固たる揺るがない思いであるということです。それが、たぶん大切なポイントだと思います。また、人が何を信じているのかとは関係ないことですから、宗教のように不要な争いのもとになることもないのです。

私自身、その体験をした時は、ものすごい幸福感に満たされました。エクスタシーとはまた違う、もっと大きな豊かな温かい、素晴らしい幸福感だったのです。「私は居る」というような。「私は、ずっと、居る〜」というような存在の「至福」です。

きっと誰でも、修養を順調に進めていくと、瞑想の「第二段階」のもっと先の、いわば「第三段階」とでもいうべき、この境地（真悟）に達すると思います。

そして、この体験をすると、生きていること、つまり「肉体とマインド」の両方を従えている期間が、とても貴重な大切な期間に思えてきます。生きているというその時しか、肉体とマインドは使えないのですから。さらに、もちろんですが、自分の肉体とマインドのケアを本気でしっかりしよう、と思い直します。

で、まぁ、ぼちぼち、無理をしないで普通の生活をするのが一番嬉しいということになるのです。

世のなかで、泣いたり笑ったりしながら、普通に生活することが、実はこの世で一番楽しいことだとはっきり分かります。何か仙人のような特別な人になるのではなく、ただ普通の人になること。究極はそうなります。

でも、心は、いつも「天国」です。この上なく晴れ渡った青空です。そして、その光り輝く青空の境地は、瞑想の修養で、誰でも得られるものなのです。

是非、瞑想を楽しみながら続けてみてください。それは、素晴らしいことだと思います。

あとがき

瞑想は、必ず自分自身の人生を豊かにしてくれます。是非、本書を参考にして、ご自分で実践・継続してみてください。きっと、瞑想の楽しさ、素晴らしさだけでなく、人生の楽しさ、素晴らしさをも、同時に手に入れていただけると思います。

このような本ができましたのは、光文社の西谷博成さんによるご指導ご鞭撻のお陰です。この場を借りて、感謝いたします。また、素敵なイラストを原子高志さんに描いていただきました。ありがとうございました。

この本が、皆さんの人生を、さらに幸福に、さらに豊かにするために役立つことを願っております。

宝彩有菜

知恵の森
KOBUNSHA

楽《たの》しもう。瞑想《めいそう》

著　者――宝彩有菜（ほうさい ありな）

2011年　10月20日　初版1刷発行
2022年　1月５日　　4刷発行

発行者――鈴木広和
組　版――萩原印刷
印刷所――萩原印刷
製本所――ナショナル製本
発行所――株式会社光文社
東京都文京区音羽1-16-6 〒112-8011
電　話――編集部(03)5395-8282
書籍販売部(03)5395-8116
業務部(03)5395-8125
メール――chie@kobunsha.com

ISBN978-4-334-78590-1　Printed in Japan

78349-5
aあ8-1

赤瀬川原平《あかせがわげんぺい》

赤瀬川原平の名画読本

鑑賞のポイントはどこか

早足で見る。自分が買うつもりで見る。自分でも描いてみる。「印象派の絵は日本の俳句だ」「ゴッホが陰に〝色〟をつけた」など十五人の代表作に迫る。（解説・安西水丸）

820円

78376-1
bい9-1

岩城《いわき》 宏之《ひろゆき》

岩城音楽教室

美を味わえる子どもに育てる

「今日のピアノの音はきれいね」「今日は楽しく聞こえるわ」。母親が子どもを褒める言葉はそれでいい。ワクをはずして、もっと楽しもう！ 世界的指揮者の音楽実践哲学。

600円

72789-5
aお6-1

岡本《おかもと》 太郎《たろう》

今日の芸術

時代を創造するものは誰か

「今日の芸術は、うまくあってはならない。きれいであってはならない。ここちよくあってはならない」—時を超えた名著、ついに復刻。（序文・横尾忠則　解説・赤瀬川原平）

520円

70979-2
bお1-1

沖《おき》 正弘《まさひろ》

ヨガの喜び

心も体も、健康になる、美しくなる

(1)頭はいつもスッキリ。(2)動作が敏捷に。(3)スポーツや楽器演奏が抜群に上達する。(4)自信が湧く。(5)美しくやせて、健康に。あなたの生活は驚くほど変わっていく。

540円

78608-3
tさ4-1

齋藤《さいとう》 利也《としや》
小原《おはら》美千代《みちよ》

幸福王国ブータンの智恵

「自分の幸せよりみんなの幸せ」というチベット仏教の教えをもとに、近代化を急がず、自然環境や伝統文化を守ってきたブータン。国民の97％が「幸福」と答える国の素顔に迫る。

660円

72805-2
cた2-1

多湖《たご》 輝《あきら》

頭の体操 第1集

パズル・クイズで脳ミソを鍛えよう

あなたの脳ミソは、固定観念でこり固まっていませんか？ 創造的な人間になるには、独創力が必要なのだ。超ベストセラー、待望の文庫化！

520円